Quand l'aluminium nous empoisonne

Virginie Belle

Quand l'aluminium nous empoisonne

Max Milo
Essais-Documents

Collection Essais-Documents, Paris, 2010
www.maxmilo.com
ISBN : 978-2-35341-098-9

À Patricia,
À Georges,
Aux chercheurs.

« Nous vivons dans ce que j'appellerais l'âge de l'aluminium, en référence aux âges de fer ou du bronze du passé, et par conséquent, nous sommes tous en train d'accumuler, avec l'âge, une charge d'aluminium. Bien que l'aluminium n'ait pas de fonction essentielle dans la vie, il est très bioréactif, n'oublions pas qu'il est la cause de la mort des poissons dans les lacs touchés par les pluies acides. Cela, répétons-le, devrait suffire en soi pour vouloir connaître les répercussions de cette charge corporelle croissante de l'aluminium sur la santé humaine. Bien que la seule curiosité ne puisse plus être une raison valable pour financer la recherche, l'évidente nécessité de prouver l'innocuité du métal le plus utilisé sur la planète devrait justifier, à tout le moins, un minimum de subventions[1]. »

Pr Christopher Exley, maître de conférences
en chimie bio-inorganique au Centre Birchall,
à l'université de Keele, Grande-Bretagne.

1. Correspondance avec l'auteur.

CHAPITRE 1

QUE CACHE L'ALUMINIUM ?

Un métal sans rôle biologique connu… et neurotoxique

Vous viendrait-il à l'idée de grignoter votre papier d'aluminium, ou de croquer gaiement dans la portière de votre voiture ? Non ! Et pourtant, chaque jour, vous buvez l'eau du robinet, vous mangez une portion de fromage fondu sur une tartine de pain, suivi de quelques biscuits pour le goûter. Le matin, vous enduisez votre peau de crème nourrissante, avant de mettre une légère couche de fond de teint, un soupçon de rouge à lèvres. Puis, un peu de déodorant antiperspirant, destiné à masquer les odeurs peu convenables et ainsi préserver votre entourage ! Au soleil, l'écran total est de mise, vanté pour préserver l'épiderme des UV.

Dans les premiers mois de sa vie, bébé dévore un réconfortant biberon de lait en poudre avant sa consultation chez le pédiatre où il s'acquittera de ses vaccinations.

Eh bien, dans chacun de ces actes, vous croisez la route de l'aluminium. Il se fait oublier tel un caméléon, se fondant littéralement dans nos produits quotidiens.

Si la découverte de ce métal, le plus abondant au sein de l'écorce terrestre, est relativement récente – au regard de l'or ou du cuivre connus depuis l'Antiquité – son utilisation s'est répandue comme une traînée de poudre : transport, bâtiment, pyrotechnie, encre d'imprimerie, tannage des peaux, puis emballages, dont nos bien connues canettes de soda, électroménager… Peu à peu et dans la plus grande discrétion, les sels d'aluminium ont investi des secteurs inattendus. Ils entrent désormais dans la composition de laits maternels industriels, d'additifs et colorants alimentaires, de médicaments (pansements gastriques, antiacides, adjuvants de vaccins et d'extraits allergéniques), de certains cosmétiques (antiperspirants, crèmes solaires, produits de soin du visage et du corps, de maquillage et de démaquillage), de céramiques en chirurgie orthopédique et dentaire. Ils sont également utilisés dans le processus de traitement de l'eau potable.

Pourtant, à l'origine, notre organisme n'a que faire de cet alu embarrassant. Il n'a aucune fonction biologique reconnue, au contraire des oligo-éléments tels que le fer ou le zinc. Notre « mécanique » aurait même une heureuse tendance à vouloir le chasser le plus rapidement possible, en l'excrétant par les reins. Il n'a pas sa place dans nos tissus, notre peau, notre sang, nos organes. Nous devenons pourtant, dès notre naissance, des hôtes conciliants… à notre insu.

Pourquoi avoir forcé les lois de la nature ? Sa présence est-elle indispensable dans nos produits de consommation courante ? Et quelle incidence ce « micmac » peut-il avoir sur la santé ?

Elle est bien loin l'ère de nos aïeux où l'on se contentait des fruits et légumes du jardin, où l'on prenait le temps de cuisiner les plats avec les ressources de proximité. Nous vivons depuis plusieurs décennies au cœur d'une société de consommation « moderne », qui a engendré bien des bouleversements sur notre façon de nous alimenter ou de nous soigner, avec l'émancipation de la médecine préventive et son lot de vaccins destinés à nous protéger de nombreuses maladies. Bienfait d'un côté, les populations sont mieux nourries, de nombreuses pathologies ont été endiguées grâce à la vaccination, aidées en cela par une hygiène mieux adaptée.

Le revers de la médaille ? L'effet boomerang. Cette nouvelle « ère » nous expose à des molécules mal comprises, peu étudiées. Nous ignorons de fait la composition exacte des aliments que nous ingérons, et dont les effets sur notre santé peuvent se révéler redoutables. L'aluminium, pour ne citer que lui, a longtemps été considéré comme inoffensif ; il peut pourtant se révéler dangereux, pour les plantes, les animaux et les hommes [2].

Les premiers signes de toxicité chez l'homme ont été décrits en 1921 : un métallurgiste qui trempait des pièces chauffées au rouge dans un bain d'acide nitrique en utilisant un support en aluminium développa une atteinte du système nerveux central, autrement appelée encéphalite [3]. Plusieurs autres cas suivront, chez des professionnels de l'industrie, intoxiqués par voie respiratoire.

Mais il faudra attendre l'article du Dr Alfrey, en 1976, qui décrivit les premiers cas de « démence » chez les

---

2. InVS, *Aluminium : quels risques pour la santé ?*, 2003, voir : http://www.invs.sante.fr/publications/2003/aluminium_2003/rapport_alu.pdf.

3. Spofforth (J.), "Case of Aluminium Poisoning", in *Lancet*, 1921.

insuffisants rénaux sous dialyse, pour susciter de véritables interrogations au sein de la communauté scientifique[4]. Les patients souffraient de troubles de la parole, suivis d'une détérioration intellectuelle, de troubles de l'équilibre, de l'humeur et de la personnalité, de contraction brève et involontaire des muscles, d'atteintes psychiatriques (troubles de la personnalité, dépression, hallucinations), pouvant en quelques mois conduire au décès. Une panoplie de symptômes inquiétants, qui rappellent étrangement ceux de la maladie d'Alzheimer.

Ces graves perturbations permirent aux chercheurs d'établir le lien entre la concentration d'aluminium dans l'eau utilisée pour préparer le dialysat et ces démences. En effet, l'aluminium passait dans le sang et, du fait de l'insuffisance rénale, n'était pas éliminé, s'accumulant dans de nombreux tissus, dont le cerveau, et entraînant ces troubles neurologiques[5].

Ces fortes doses d'aluminium se révélèrent également toxiques pour les os, entraînant des douleurs articulaires, une décalcification osseuse[6] et des anémies[7].

---

4. ALFREY (A.C.), LEGENDRE (G.R.), KAEHNY (W.D.), "The Dialysis Encephalopathy Syndrome. Possible Aluminum Intoxication", in *The New England Journal of Medicine*, 1976.

5. ALFREY (A.C.), HEGG (A.), CRASWELL (P.), "Metabolism and Toxicity of Aluminum in Renal Failure", in *The American Journal of Clinic Nutrition*, 1980.

6. PARKINSON (I.S.), WARD (M.K.), FEEST (T.G.), FAWCETT (R.W.P.), KERR (D.N.S.), "Fracturing Dialysis Osteodystrophy and Dialysis Encephalopathy", in *Lancet*, 1979, p. 406-409.

7. SHORT (A.I.K.), WINNEY (R.J.), ROBSON (J.S.), "Reversible Microcytic Hypochromic Anaemia in Dialysis Patients Due to Aluminum Intoxication", in *Proceedings of the European Dialysis and Transplant Association*, 1980, p. 233–236.

À partir des années soixante-dix, l'aluminium fut donc reconnu comme neurotoxique, lui dont personne n'avait jamais réellement suspecté la nocivité. Mais on cantonna sa dangerosité à une partie bien ciblée de la population, déduisant un peu hâtivement que le dysfonctionnement des reins, qui empêchait l'élimination de l'aluminium, était en quelque sorte le seul responsable de ces troubles. Une conclusion somme toute pratique qui permit de ne pas explorer plus avant l'impact de ce métal sur la santé...

Hélas ! Quelques années plus tard, d'autres cas d'encéphalites imputables à cette substance furent rapportés chez des malades dont on avait dû ouvrir la boîte crânienne : la reconstruction osseuse du crâne mettait en contact direct le ciment chirurgical à base d'aluminium avec le liquide céphalo-rachidien. Les patients développèrent eux aussi de graves altérations neurologiques. Les constations furent identiques, « les concentrations d'aluminium observées dans le cerveau étaient de 9,3 µg/l[8], contre des concentrations inférieures à 2 µg/l dans des conditions normales[9] ».

Dans les années quatre-vingt-dix, il fut établi que l'aluminium pouvait franchir les barrières naturelles de l'organisme, censées nous protéger des effets délétères de substances toxiques en les évacuant rapidement par l'urine, les fèces, ou la sueur par exemple. On réduisit donc la teneur en aluminium dans les eaux de dialyse, et

8. µg/l = microgrammme/litre, soit 10^{-6} g/l.

9. Collectif, "Subacute Fatal Aluminum Encephalopathy after Reconstructive Otoneurosurgery: a Case Report", octobre 2001, p. 1136-1140, cité dans Lauwerys (Robert R.), Haufroid (Vincent), Hoet (Perrine), Lison (Dominique), *Toxicologie industrielle et intoxications professionnelles*, Éd. Masson, 2007.

l'on interdit ces « colles » entrant directement en contact avec le cerveau. Les « épidémies de démence » furent enrayées, mais les mécanismes de toxicité de l'aluminium restèrent obscurs et inexpliqués.

Et personne ne s'inquiéta de l'exposition à l'aluminium subie par la population « lambda » qui absorbe chaque jour, certes à des doses moins élevées, ce métal sans le savoir.

Un chariot plein d'aluminium : l'agence européenne tire la sonnette d'alarme

Chaque semaine, une balade dans les rayons du supermarché, obligatoire pour nourrir la petite famille, s'impose. Au gré des rayons, on remplit le chariot : du riz, du pain, un paquet de brioches, du lait en poudre, un kilo de farine, des céréales, une laitue, quelques radis, du sel, des fruits confits, un paquet de bonbons et autres biscuits pour les enfants, des saucisses, des abats, quelques coquillages, un peu de fromage à pâte dure et des portions de fromage fondu, un paquet de chewing-gums, du thé, du cacao, une boîte de sucre en poudre…

Voilà de quoi ramener un bon stock d'aluminium à la maison [10] !

10. Si la plupart des denrées alimentaires non transformées contiennent habituellement moins de 5 mg d'aluminium/kg, des concentrations plus élevées ont souvent été observées dans les pains et pâtisseries (particulièrement les biscuits), certains légumes (dont la bette et la doucette), les fruits glacés, les produits laitiers, les aliments riches en sucre, les préparations à cuire au four, une majorité de produits farineux et de farines et les produits de notre

L'aluminium que nous absorbons, s'il est présent naturellement [11] dans les aliments tels que les céréales, les légumes (champignons, épinards, radis et laitue) et les boissons (thé et cacao), provient également des additifs, agents raffermissants et autres colorants alimentaires ajoutés aux préparations issues de l'industrie [12].

Afin de se faire une idée précise de la présence de ces sels métalliques dans nos assiettes, voici la liste des codes E... à base d'aluminium peuplant nos étiquettes, autorisés par l'Union européenne, et les aliments dans lesquels on les trouve [13].

---

chariot... Annex to the *EFSA Journal* nº 754, "Safety of Aluminium from Dietary Intake", p. 5, 2008. Voir annexe 3.

11. L'aluminium contenu dans les sols se concentre dans les végétaux et ce, de façon accrue lorsque les sols sont acides. L'augmentation de l'acidité des sols due aux pluies acides et aux processus naturels d'acidification favoriserait la dissolution de l'aluminium dans les sols et son transfert dans l'eau de surface, entraînant une augmentation des teneurs avec le temps, selon l'Institut national de veille sanitaire. La présence de cette substance n'a aucune vertu nutritionnelle connue. Certaines plantes ont développé des mécanismes pour lutter contre l'action toxique de l'aluminium.

12. Par exemple, le phosphate d'aluminium et de sodium peut être utilisé dans la levure chimique comme poudre à lever et le silicate d'aluminium comme agent antiagglomérant dans certains fromages. On utilise aussi les additifs alimentaires qui contiennent de l'aluminium dans des préparations de coloration, sous forme d'agents émulsionnants et comme agents affermissants.

13. Sources : *Aluminium-Containing Food Additives (other than Colours and Sweeteners)* authorised for use in the European Union, Directive 95/2/EC modified et DGCCRF.

Dérivés de l'aluminium	Catégorie	Aliments dans lesquels il peut être utilisé (sous condition)
E 173 Aluminium métallique	Colorant alimentaire	Décorations de gâteaux et préparations de colorant alimentaire (sous forme de substrats d'aluminium).
E 520 Sulfate d'aluminium	Agent affermissant	Blanc d'œuf, fruits et légumes confits, cristallisés et glacés.
E 521 Sulfate d'aluminium et de sodium	Agent affermissant	Blanc d'œuf, fruits et légumes confits, cristallisés et glacés.
E 522 Sulfate d'aluminium potassique	Agent affermissant	Blanc d'œuf, fruits et légumes confits, cristallisés et glacés.
E 523 Sulfate d'aluminium et d'ammonium	Correcteur du pH	Blanc d'œuf, fruits et légumes confits, cristallisés et glacés.
E 554 Silicate d'aluminium et de sodium **E 555** Silicate d'aluminium et de potassium (ou Bentonite) **E 556** Silicate d'aluminium et de calcium **E 559** Silicate d'aluminium (ou Kaolin)	Agents antiagglomérants	– Denrées alimentaires séchées en poudre comme le lait, le sel, le sucre ou le cacao… – Denrées alimentaires en comprimés, en pastilles et en dragées ; – Fromage à pâte dure, à pâte demi-dure et fondu, râpé ou en tranches ; – Chewing-gum ; – Riz ; – Saucisses et saucissons (traitement en surface uniquement) ; – Assaisonnements 30 g/kg ; – Confiseries à l'exclusion du chocolat (traitement en surface uniquement) ; – Matières grasses tartinables pour enduire les moules à pâtisserie ; – Le E 559 est autorisé dans le processus de fabrication du vin, comme agent de clarification.
E 541 Phosphate d'aluminium et de sodium	Sel émulsionnant	Produits de boulangerie fine (*scones* et génoiserie uniquement), levure.

Ces additifs, colorants et autres agents ont-ils des vertus nutritionnelles ? Absolument aucune. Leur rôle se limite à rendre les aliments plus beaux, plus attrayants ou plus fermes. Ils aident également à la conservation de nos denrées venues du bout du monde ou de la région d'à côté.

L'augmentation de consommation de produits issus de l'industrie agroalimentaire entraîne une exposition croissante de la population à l'aluminium. À cela s'ajoute la migration de l'aluminium depuis les récipients utilisés pour la cuisine : un groupe scientifique européen a constaté qu'« en présence d'acides et de sels, l'utilisation de casseroles et de saladiers en aluminium et de papier d'aluminium ménager pour des aliments comme la compote de pommes, la rhubarbe, la purée de tomates ou les harengs salés, pourrait entraîner une augmentation des concentrations en aluminium dans ces aliments [14]. »

La faible absorption digestive de l'aluminium chez une personne en bonne santé a longtemps garanti à ce métal un statut d'innocuité. Quelle importance, finalement, d'avaler quelques milligrammes d'alu ? Ce n'est pas si grave. Pas si sûr…

Plusieurs études scientifiques sur les animaux ont démontré des effets nocifs sur les testicules, les embryons et le système nerveux mature ou en

14. EFSA, *Sécurité de l'aluminium de source alimentaire. Avis du groupe scientifique sur les additifs alimentaires, les arômes, les auxiliaires technologiques et les matériaux en contact avec les aliments (AFC)*, Questions n° EFSA-Q-2006-168 et n° EFSA-Q-2008-254.

développement, suite à l'ajout d'aluminium dans les aliments. Informé de ces résultats, le Comité mixte FAO [15]/OMS d'experts des additifs alimentaires a réagi et réduit de façon drastique la dose hebdomadaire admissible (DHA) d'aluminium [16].

Cette décision s'est accompagnée d'une surveillance accrue, laquelle a permis en novembre 2008 à l'Autorité européenne de sécurité des aliments (EFSA, *European Food Safety Authority*) de tirer à nouveau la sonnette d'alarme : « l'exposition à l'aluminium est trop élevée dans de nombreux régimes alimentaires ». La dose hebdomadaire admissible est « largement dépassée chez certains groupes de la population, en particulier chez les enfants, qui consomment régulièrement des aliments qui contiennent des additifs comportant de l'aluminium ». Et les nourrissons ne sont pas épargnés. Ainsi, ceux de 3 mois sont exposés à l'aluminium via les préparations à base de lait en poudre et ce, dix fois plus que les bébés nourris au sein !

Constat d'autant plus inquiétant qu'après absorption, l'aluminium peut persister très longtemps dans l'organisme : il se répartit dans les tissus et s'accumule dans certains d'entre eux, en particulier dans les os. L'aluminium peut pénétrer dans le cerveau, ou encore atteindre le placenta et le fœtus chez les femmes enceintes [17]. En revanche, bien qu'à des niveaux élevés

15. Organisation des Nations unies pour l'alimentation et l'agriculture.

16. En 2006, la valeur antérieure de 7 mg/kg de poids corporel par semaine a été abaissée à 1 mg/kg de poids corporel par semaine, soit une dose sept fois inférieure à l'ancienne !

17. EFSA, *Sécurité de l'aluminium de source alimentaire. Avis du groupe scientifique sur les additifs alimentaires, les arômes, les auxi-*

d'exposition certains composés aluminiques puissent endommager l'ADN, le groupe scientifique européen a considéré qu'il était improbable que cet effet soit important chez les êtres humains exposés à l'aluminium par la voie alimentaire [18]. Sans pour autant en établir la certitude.

Un perturbateur endocrinien également présent dans nos cosmétiques

L'objet n'est pas ici d'effrayer, mais de sensibiliser parents, familles ou médecins sur les effets *a priori* anodins des aliments que nous mangeons, que nous buvons ou des médicaments auxquels nous sommes exposés. Peut-être avez-vous entendu parler des perturbateurs endocriniens ? Un nom peu avenant pour décrire des substances qui miment l'action de nos hormones et qui sont susceptibles d'affecter la reproduction, ou d'altérer d'autres fonctions et comportements comme la croissance, l'appétit, le sommeil… Parmi eux, on connaît le bisphénol A, présent dans de nombreux plastiques, ou certains pesticides.

On s'est cantonné jusque-là aux substances chimiques pour qualifier ces perturbateurs. Au cours de ces dernières années pourtant, « il a été montré que des ions métalliques étaient également capables d'interférer avec

---

liaires technologiques et les matériaux en contact avec les aliments (AFC), Question nº EFSA-Q-2006-168, EFSA-Q-2008-254. Adopté : 22 mai 2008.

18. *Idem*, EFSA-Q-2008-254. Adopté : 22 mai 2008.

le métabolisme des œstrogènes (hormones sexuelles des femmes[19]) ». Parmi lesquels… l'aluminium !

L'action des perturbateurs endocriniens est loin d'être anodine. Ils ont été mis en cause dans un certain nombre d'affections comme les cancers hormono-dépendants notamment, à savoir les cancers du sein et des ovaires chez les femmes ou de la prostate chez les hommes[20].

Or, on ignore la présence de l'aluminium dans nos rouges à lèvres, nos vernis à ongles, nos fonds de teint, nos crèmes de soin. Dans ce groupe de produits, même constat que pour les aliments : d'une manière générale, on a considéré que l'aluminium était peu absorbé par la peau, sa présence semblait donc inoffensive.

Des scientifiques de l'université de Keele ont pourtant émis des doutes sur la sécurité des écrans solaires et totaux après avoir mesuré le taux d'aluminium de sept de ces produits. Ce métal était présent dans chacun d'entre eux et figurait en quantité importante dans trois des cosmétiques testés : une seule application[21] équivaudrait à 200 mg d'aluminium sur la peau… Les directives de l'OMS conseillent de renouveler l'application du produit toutes les deux heures, une journée moyenne à se dorer sur la plage se traduit donc par l'application de 1 g d'aluminium. Ce qui peut effectivement paraître très peu ;

---

19. Inserm, Agence française de sécurité sanitaire de l'environnement et du travail (Afsset), *Cancer et environnement*, Voir : http://www.inserm.fr/index.php/thematiques/cancer/dossiers/cancers-et-environnement.

20. Institut national du Cancer, *Risques de cancers et perturbateurs endocriniens*, fiche repères juillet 2009.

21. L'OMS recommande une application de 35 ml du produit afin d'atteindre le seuil de protection recommandé.

mais les sels d'aluminium s'accumulent via la peau, qui est perméable, et sont acheminés vers d'autres endroits du corps. Ainsi, selon les chercheurs, « il est très probable que l'utilisation quotidienne des écrans solaires/écrans totaux constitue une participation, non reconnue à ce jour, dans la charge d'aluminium corporelle humaine de ce métal non essentiel. Son action potentielle pourrait accroître les dommages oxydants de la peau [NDLA : qui contribuent notamment à son vieillissement] et être liée à l'incidence du cancer de la peau[22]. »

Autre produit phare sur la sellette : le déodorant. Après avoir bien bronzé, on se refait une beauté. Il fait chaud, il est urgent de ne pas oublier un petit spray de produit antiperspirant pour conserver la bienveillance de nos amis à l'heure de l'apéro ! Déodorants pouvant contenir jusqu'à 20 % d'aluminium.

Une saisine de l'UFC Que Choisir, en février 2000, sur « les dangers liés à la présence d'aluminium dans l'environnement des consommateurs à travers toutes les sources d'entrées » a poussé les agences de santé à se pencher sur ce problème[23] : « Bien que des études complémentaires notamment de pénétration transcutanée soient nécessaires afin de conforter cette évaluation, les données concernant l'innocuité des

---

22. Nicholson (S.), Exley (C.), "Aluminum: a Potential Pro-Oxidant in Sunscreens/Sunblocks?", in *Free Radical Biology and Medicine*, 15 octobre 2007, 43(8) et « Remise en question de l'utilisation de l'aluminium dans les écrans solaires et les écrans totaux », in *The Medical News*, 13 août 2007.

23. L'Agence française de sécurité sanitaire des aliments (Afssa), l'Agence française de sécurité sanitaire des produits de santé (Afssaps), l'Institut national de veille sanitaire (InVS), « Aluminium : quels risques pour la santé », 2003, disponible sur le site de l'InVS.

produits cosmétiques contenant de l'aluminium semblent satisfaisantes », concluait l'Agence française de sécurité sanitaire des produits de santé (Afssaps), en 2008 [24].

En dépit de ces conclusions rassurantes, plusieurs questions restent cependant en suspens : « Pourquoi les cancers du sein sont-ils si souvent situés dans le quadrant supérieur externe ? Pourquoi la fréquence de cette localisation semble-t-elle augmenter avec le temps, de 31 % des cas dans une étude de 1926 à 61 % dans une autre de 1994 ? », s'interroge Fabienne Maleysson du mensuel *Que Choisir* [25]. « La question intrigue le Dr Philippa Darbre de l'université de Reading, au Royaume-Uni. Pour elle, le quadrant supérieur externe étant proche de l'aisselle et celle-ci étant, chez de nombreuses femmes, le réceptacle quotidien de produits chimiques dont l'innocuité n'est pas toujours établie, l'hypothèse déodorants et antitranspirants mérite qu'on s'y attarde. Parmi les ingrédients de ces cosmétiques retenant son attention : l'aluminium, largement employé pour ses vertus antiperspirantes », ajoute la journaliste.

En réponse à ses inquiétudes, en 2007, la teneur en aluminium des tissus du sein de 17 patientes de l'hôpital Wilhelshaven à Manchester, atteintes de cancers, a été mesurée par des chercheurs anglais. Ils ont montré qu'il existe une répartition régionale de l'aluminium dans les tissus mammaires avec une concentration significativement plus élevée dans la région de la poitrine la

---

24. Afssaps, *Questions réponses sur les produits cosmétiques*, octobre 2008.

25. Maleysson (Fabienne), « Déodorants : l'aluminium, matière à soupçons », in *Que Choisir*, mai 2007.

plus proche de l'aisselle, pouvant s'expliquer par une plus forte densité d'application de déodorants anti-transpirants. Pour eux, cette distribution spécifique d'aluminium dans les tissus mammaires est susceptible d'avoir des implications dans les causes du cancer du sein, étant acquis que l'aluminium endommage l'ADN et est un perturbateur endocrinien dont l'action est cancérigène[26].

Les chercheurs n'ont toutefois pas apporté la preuve directe que l'aluminium mesuré dans ces biopsies provenait bien des déodorants.

Il faut attendre deux ans plus tard, en 2009, pour que la chercheuse britannique Philippa Darbre précise :

> « Un nombre important de produits cosmétiques comme les déodorants anti-sudorifiques, les lotions, vaporisateurs ou crèmes hydratantes pour le corps, les crèmes raffermissantes pour les seins et les produits solaires est appliqué sur et autour de la poitrine, souvent plusieurs fois par jour. Ces produits ne sont pas rincés, mais laissés sur la peau, provoquant une exposition continue par voie cutanée, […] pouvant être amplifiés par des écorchures de la peau créées par le rasage. […] Bien que les produits cosmétiques aient été utilisés dès 3 500 av. J.-C. en Égypte ancienne, la commercialisation de masse de ces dernières décennies a conduit à une exposition sans précédent de la population mondiale. Le lien proposé entre le cancer du sein et l'application de produits chimiques cosmétiques à effet œstrogène et/ou ayant des propriétés génotoxiques fournit une base évidente d'hypothèses pour la poursuite des essais.

---

26. Exley (C.), Charles (L.M.), Barr (L.), Martin (C.), Polwart (A.), Darbre (P.D.), "Aluminium in Human Breast Tissue", in *Journal of Inorganic Biochemistry*, 101(9), septembre 2007, p. 1344-1346. Epub 12 juin 2007.

[…] Si l'utilisation de produits cosmétiques sous les aisselles est un facteur dans le développement du cancer du sein, alors les options pour la prévention pourraient enfin devenir une réalité grâce à des décisions individuelles de cesser leur usage ou par des modifications de formulation des produits [27]. »

Notons d'ailleurs ici un cas particulier confirmant le lien entre les déodorants utilisés pour bloquer la transpiration, leur teneur en aluminium et leur incidence sur la santé : en 2004, le Dr Olivier Guillard, chercheur en biochimie à la faculté de médecine de Poitiers, et son équipe ont suivi une femme de 43 ans se plaignant d'une immense fatigue et de douleurs diffuses. Elle présentait des concentrations sanguines d'aluminium élevées. Après avoir analysé les différentes voies d'exposition auxquelles elle avait été soumise, l'équipe médicale découvrit qu'elle se servait d'un anti-transpirant à base d'aluminium depuis quatre ans. L'arrêt de l'utilisation de ce produit a réduit sa concentration plasmatique en aluminium jusque dans les limites de la « normale » et entraîné la disparition de ses symptômes de surcharge. Plusieurs mois plus tard, sa fatigue disparut [28]…

Si ce cas est édifiant, il reste rare et pourrait constituer un cas d'hypersensibilité individuelle.

---

27. Darbre (Philippa D.), "Underarm Antiperspirants/Deodorants and Breast Cancer", in *Breast Cancer Research*, 2009, 11(Suppl 3), p. S5, disponible en anglais sur www.ncbi.nlm.nih.gov/pmc/articles/PMC2797685/pdf/bcr2424.pdf.

28. Guillard (O.), Fauconneau (B.), Olichon (D.), Dedieu (G.), Deloncle (R.), "Hyperaluminemia in a Woman Using an Aluminum-Containing Antiperspirant for 4 Years", in *The American Journal of Medicine*, 117(12), 2004, p. 956-959.

Il n'en demeure pas moins que les dernières études relatives à l'utilisation de l'aluminium dans les cosmétiques soulèvent à nouveau la question de la sécurité des produits chimiques qu'ils contiennent et leur incidence sur notre santé. Aujourd'hui, d'ailleurs, les consommateurs ont le loisir de constater que le « sans aluminium » est devenu un argument de vente des déodorants [29].

Les travailleurs de l'aluminium : cancers et détérioration intellectuelle

Si les Anglais ont mis en évidence de forts faisceaux de présomption liant les sels aluminiques et l'émergence de tumeurs cancéreuses, d'autres ont établi avec certitude ce lien.

Dans les années soixante-dix, des études rapportèrent des excès de cancers dans l'industrie de l'aluminium. À la faveur de ces observations, ce secteur d'activité fut classé comme cancérogène [30]. Les cancers de la vessie, des voies excrétrices supérieures et du poumon sont d'ailleurs pris en charge par la Sécurité sociale aux titres des maladies professionnelles chez les ouvriers ayant exercé des travaux de fabrication de l'aluminium, selon un procédé spécifique [31].

---

29. Il faut savoir que la pierre d'alun, vantée pour ces vertus naturelles, est du sulfate double d'aluminium et de potassium, bien que cette information ne soit pas mise en avant dans le commerce…

30. Inserm, Afsset, *Cancer et environnement*, p. 102. Disponible sur http://www.inserm.fr/index.php/thematiques/cancer/dossiers/cancers-et-environnement.

31. Il s'agit de « travaux de fabrication de l'aluminium dans les ateliers d'électrolyse selon le procédé à anode continue (procédé

Cancers donc, mais d'autres effets comme ceux découverts chez les insuffisants rénaux ont-ils pu affecter les travailleurs ? En 1990, Rifat et son équipe ont étudié l'effet des poussières d'aluminium que respiraient les mineurs du Nord de l'Ontario. Résultat : les mineurs fortement exposés à l'aluminium ont obtenu des résultats beaucoup plus faibles aux tests cognitifs que ceux du même âge non exposés. Des problèmes cognitifs liés cette fois-ci à l'inhalation !

S'ajoutant à cette détérioration intellectuelle, des troubles de l'humeur, de la coordination et de l'équilibre furent également constatés[32]. Et, cerise sur le gâteau, l'asthme représente lui aussi un risque majeur pour les professionnels de ce secteur, selon la médecine du travail[33]...

Mais alors, extrapolons. Les voies d'exposition à ce métal sont multiples. Sa toxicité sur le système nerveux pourrait-elle être évoquée dans l'apparition de maladies neurologiques dont l'essor est sans précédent dans notre société ? Quid des maladies de Parkinson, d'Alzheimer, par exemple, dont la controverse autour de l'alu a fait grand bruit, et dont les braises sont ponctuellement ravivées ?

Söderberg), impliquant l'emploi et la manipulation habituels ou exposant habituellement à l'inhalation des émissions des produits précités ». Si ce procédé est aujourd'hui abandonné en France, la prise en charge est toujours effective.

32. Afsset, *Pathologies, troubles neurologiques*, janvier 2006.

33. Fiche d'allergologie-pneumologie professionnelle, documents pour le médecin du travail, nº 46, 1991, réimpression 2006.

Chapitre 2

Des maladies neurologiques causées par l'aluminium ?

Notre société évolue. La durée de vie ne cesse de s'allonger, et chacun d'entre nous connaît aujourd'hui un malade atteint d'Alzheimer ou de Parkinson dans son entourage.

L'aluminium pourrait être impliqué dans ces troubles neurologiques.

Et les nourrissons ne sont pas épargnés.

Des nouveau-nés intoxiqués par nutrition parentérale

Nous sommes en 1997, en Angleterre. Une équipe de chercheurs a mis en évidence une baisse de score du développement mental chez des enfants de 18 mois nés prématurément et ayant reçu à la naissance une nutrition parentérale[34] contenant de l'aluminium pendant plus de dix jours.

Ils ont ainsi montré l'existence d'une relation dose-effet et leur conclusion est sans appel : « Chez les nourrissons prématurés, une alimentation prolongée

34. La nutrition parentérale permet de suppléer artificiellement à l'alimentation par voie intraveineuse.

par voie intraveineuse avec des solutions contenant de l'aluminium est associée à un développement neurologique détérioré[35] ».

Sensibilisée aux effets de cette substance sur la santé des nourrissons, la Commission nationale de pharmacopée (CNP) s'est réunie en région parisienne, en juin 2009, pour évaluer la teneur en aluminium des préparations injectables en France[36].

Les niveaux de risque toxicologique relatifs à l'exposition à l'aluminium ont été établis en 1990 par l'American Society for Clinical Nutrition et le groupe de travail de l'American Society for Parenteral and Enteral Nutrition, à savoir :

- sans danger : 1-2 µg/kg/j ;
- à risque : 15-30 µg/kg/j ;
- toxique : 60 µg/kg/j.

Afin de vérifier que les dosages étaient bien respectés, une analyse a été menée dans un service de pédiatrie du CHU de Montpellier. Il apparaît que la quantité quotidienne moyenne administrée en aluminium est comprise entre 10 et 42 µg/kg/j pour des nouveau-nés de poids de naissance inférieur à 1 500 g, et entre 8,5 et 40 µg/kg/j pour des nouveau-nés de poids de naissance supérieur à 1 500 g. Soit des teneurs au-delà de celles

---

35. Bishop (N.J.), Morley (R.), Day (J.P.), Lucas (A.), "Aluminum Neurotoxicity in Preterm Infants Receiving Intravenous-Feeding Solutions", in *The New England Journal of Medicine*, vol. CCCXXXVI, 1997, p. 1557-1562, et InVS, *Aluminium : quels risques pour la santé ?*, 2003.

36. Commission nationale de pharmacopée, assemblée plénière, réunion du lundi 8 juin 2009, Afssaps.

qualifiées d'à risque et proches des valeurs toxiques[37] ! Et ce, rappelons-le, en 2009, alors que les risques de graves effets secondaires sont connus depuis les années soixante-dix ! Qu'adviendra-t-il de ces enfants-là ?

Toujours lors de cette réunion décidément très instructive, on apprend que depuis octobre 2007, les demandes nationales d'enregistrement pour des solutions injectables en grand volume doivent apporter la preuve que les produits ne contiennent pas plus de 25 µg/l d'aluminium.

Mais des vérifications, sur des conditionnements de faibles volumes de solutions (10 ml) pour nutrition parentérale notamment, ont permis de constater que les concentrations en aluminium étaient en fait comprises entre 1 780 et 7 400 µg/l ! Des scores que l'on peut qualifier d'explosifs ! Comment de telles doses peuvent-elles se retrouver dans de si petites ampoules ?

Au vu de ces éléments, la commission a demandé qu'une information soit faite à la Commission européenne de pharmacopée pour attirer son attention sur ces questions.

Seul problème : qui informe les parents de ces dépassements et des effets potentiels sur son enfant ? Gageons que cette analyse aura réveillé les instances de contrôle.

---

37. En 2003 déjà, de nombreuses études indiquaient que les nouveau-nés et prématurés recevant une quantité d'aluminium par voie parentérale supérieure à 4 à 5 µg /kg/jour accumulent l'aluminium à des concentrations en relation avec une toxicité sur les systèmes nerveux central et osseux, in Afssaps, *Bulletin de vigilances*, n° 18, 2003.

La sclérose latérale amyotrophique et la maladie de Parkinson provoquées par un environnement trop riche en aluminium ?

Changement de cap. Délaissons quelque temps les services pédiatriques pour nous envoler du côté de l'île de Guam, située dans l'océan Pacifique.

Chez les Chamorros, habitants de cette contrée lointaine, on observe une très grande fréquence de sclérose latérale amyotrophique (SLA) [38] et de maladie de Parkinson (MP), toutes les deux caractérisées par la perte de fonction de cellules nerveuses et par la présence de dégénérescences neurofibrillaires dans le cerveau.

Le sol et l'eau potable de Guam ont la particularité d'être très pauvres en calcium et en magnésium, mais très riches en aluminium, en fer et en silicium. L'autopsie des malades issus de cette contrée exotique a révélé un dépôt intraneuronal de calcium et d'aluminium dans le cerveau de personnes atteintes de la SLA. Le scientifique Garruto a ainsi avancé l'hypothèse que des déficiences nutritionnelles chroniques en calcium et en magnésium pourraient entraîner une augmentation de l'absorption d'aluminium, causant ainsi un dépôt dans les neurones. Ces dépôts pourraient à la longue entraîner des dégénérescences neurofibrillaires (NFT) en interférant avec la structure des neurones [39].

38. La sclérose latérale amyotrophique, encore appelée maladie de Charcot ou de Lou Gherig, est une affection dégénérative. Elle touche le système nerveux central et entraîne la destruction des cellules nerveuses qui provoque une paralysie progressive.

39. Garruto (R.M.), Swyt (C.), Fiori (C.E.), Yanagihara (R.), Gajdusek (D.C.), "Intraneuronal Deposition of Calcium and Alumi-

Concernant les malades de Parkinson, ils représentent 1 % de la population française après 65 ans et la mise en évidence du lien avec l'aluminium fait suite à de longues années de recherche, comme en témoigne Daniel P. Perl du département de Pathologie de l'école de médecine du Mont Sinaï :

> « [L]a présence de pics très marqués associés à l'aluminium dans les neurones porteurs de dégénérescences neurofibrillaires (NFT) avaient pu être observés dans les cerveaux de victimes du complexe de Guam : démence-maladie de Parkinson/sclérose latérale amyotrophique. Nos découvertes apportaient la preuve que cette affection, liée à une formation NFT proéminente, était associée à de très fortes concentrations d'aluminium. [...] L'excès d'aluminium dans les dégénérescences neurofibrillaires qui s'accompagne d'un taux en fer supérieur à la normale, se manifeste dans un certain nombre d'affections diverses, mais également dans les corps Lewy de la maladie de Parkinson [...]. La source de l'aluminium reste obscure, mais on présume qu'il viendrait de l'environnement puisque l'aluminium n'apparaît dans aucun processus biologique naturel et que le cerveau en lui-même ne contient normalement que de très faibles concentrations de l'élément. Enfin, la question du rôle étiologique potentiel de l'aluminium reste controversée et a peut-être été la préoccupation principale du public dans sa compréhension de cette ligne de recherche. Il est très probable que l'aluminium ne soit pas étiologique mais qu'il joue un rôle primordial dans la pathophysiologie de la neurodégénérescence [...]. La nature de ces concentrations

---

nium in Amyotropic Lateral Sclerosis of Guam?" in *Lancet*, 2(8468), 14 décembre 1985, p. 1353 et InVS, *Aluminium : quels risques pour la santé ?*, 2003.

d'aluminium et de fer supérieures à la normale, que nous et d'autres chercheurs sommes parvenus à prouver au cours des vingt-cinq dernières années, devra éventuellement trouver une explication. Nous croyons fermement que, dès lors que la réponse à cette question aura été apportée, notre compréhension de la nature des affections liées au vieillissement dont le nombre reste important en sera plus avancée », conclut Daniel P. Perl[40].

Si les causes de ces maladies neurodégénératives mettent également en jeu une interaction entre gènes et environnement, les diverses voies d'exposition à l'aluminium pourraient donc être liées à l'émergence de ces pathologies. En est-il de même pour la maladie d'Alzheimer ? Existe-t-il réellement un lien ou a-t-on voulu faire de la surenchère ?

Notre eau du robinet en cause dans la maladie d'Alzheimer

Lorsqu'on injecte des sels d'aluminium directement dans le cerveau de lapins, chiens et chats, on observe un déficit de la mémoire d'apprentissage, un ralentissement général et une perte de la curiosité. Ce tableau rappelle de façon frappante certaines manifestations de la maladie d'Alzheimer[41]…

Des observations de dépôt d'aluminium ou de fer dans le cerveau de sujets atteints de maladie d'Alzheimer ont permis de suggérer que ces éléments

40. Perl (Daniel P.), *La corrélation entre l'aluminium et les affections neurodégénératives (de 1980 à 2005)*, Sixth Keele Meeting on Aluminium, 2005.

41. Centre canadien d'hygiène et de sécurité au travail, dernière mise à jour du document le 5 août 2008.

traces pourraient contribuer à la formation de dégénérescences neurofibrillaires[42], trait commun à la maladie d'Alzheimer, la sclérose latérale amyotrophique et la maladie de Parkinson.

Mais d'où proviendrait cet aluminium susceptible de provoquer l'Alzheimer ? En France et dans les pays européens, l'ajout de sulfate d'aluminium dans le traitement de l'eau potable sert à la rendre claire et transparente. Notre eau serait-elle responsable de l'émergence de cette pathologie ? La question fait toujours l'objet de controverse et il est difficile de se faire une opinion. Voici donc quelques éclairages.

Le cas « Camelford », au Royaume-Uni, a fait le tour du monde en 2006 :

> « En juillet 1988, 20 tonnes de sulfate d'aluminium ont été déversées accidentellement dans une source d'eau potable. Près de 20 000 personnes ont ainsi consommé une eau dont les concentrations en aluminium étaient de 500 à 3 000 fois plus élevées que cela est toléré (0,2 mg/l). Parmi elles, le cas d'une femme, âgée de 44 ans à l'époque, fait l'objet d'une description dans le *Journal of Neurology, Neurosurgery and Psychiatry*. Elle est décédée en avril 2004, à 59 ans, d'une maladie d'Alzheimer fulgurante.
>
> « En mai 2003, elle avait été vue en consultation pour une détérioration mentale remontant à quelques mois : difficultés à trouver ses mots, dyscalculie pour des opérations simples, hallucinations visuelles. Elle se plaignait en outre de céphalées. Les médecins l'avaient trouvée incapable de nommer des objets, d'obéir à des ordres simples. Un scanner réalisé alors montrait des

---

42. InVS, *Aluminium, quels risques pour la santé ?*, 2003.

zones ischémiques [NDLA : diminution de l'apport en sang dans un organe, entraînant la souffrance dudit organe] de la substance blanche.

« En février 2004, survenait une aphasie, avec un tonus augmenté des membres inférieurs. La détérioration a continué jusqu'au décès en avril suivant. [...] Des taux très élevés d'aluminium ont été constatés dans les secteurs corticaux les plus atteints », relatait le Dr Guy Benzadon dans le quotidien du médecin, en 2006[43]. [...] D'autres types de troubles ont été rapportés chez de nombreuses personnes exposées dans les mois suivant l'accident : douleurs musculaires, fatigue, troubles de la concentration et de la mémoire...

S'il s'agit ici d'un cas extrême d'exposition à l'aluminium, quelques années auparavant, en 2000, une étude nommée PAQUID a fait grand bruit en France. Réalisée dans les départements de la Gironde et de la Dordogne, elle a montré que le risque de contracter la maladie d'Alzheimer est 1,99 fois plus élevé dans les régions où l'eau contient plus de 100 µg d'Al/l que dans les régions où l'eau contient moins de 100 µg d'Al/l.

Or, en France, la norme est de 200 µg d'aluminium par litre d'eau potable, soit le double de ce taux d'alerte !

En 2004, Henri Pezerat, toxicologue et directeur de recherche honoraire au CNRS, s'est saisi du problème. « Plusieurs études épidémiologiques, dans six pays

43. « Le rôle de l'aluminium est à nouveau évoqué, un Alzheimer sévère quinze ans après une exposition », in *Le Quotidien du médecin*, du 20 avril 2006, article consacré à l'étude de Exley (C.), Esiri (M.M.), "Severe Cerebral Congophilic Angiopathy Coincident with Increased Brain Aluminium in a Resident of Camelford", in *Journal of Neurology, Neurosurgery and Psychiatry* 77, Cornwall, UK, 2006, p. 877-879.

différents, ont conclu à une augmentation notable de l'incidence de la maladie d'Alzheimer en relation avec une concentration trop importante de l'aluminium dans l'eau de boisson [44] », rappelait-il. Aussi réclamait-il l'application immédiate d'une division par quatre de cette norme, affirmant que « des auteurs canadiens ont avancé une diminution possible de l'ordre de 23 % de l'incidence de la maladie d'Alzheimer en Ontario si un abaissement notable de l'aluminium dans l'eau était mis en œuvre ». Il dénonçait également le manque d'investissement d'institutions qui, malgré les études menées et les rapports fournis, n'ont pris aucune mesure pour réduire la quantité d'aluminium que nous consommons quotidiennement :

> « Cinq groupes de travail [...] ont remis leur rapport final en novembre 2003 ainsi qu'un rapport propre à l'Institut de veille sanitaire spécifiquement centré sur les études épidémiologiques. Dans ce dernier rapport, on peut lire : "Si toutes les études présentées soulèvent des problèmes méthodologiques importants, **les études dont la méthodologie est la moins critiquable sont en faveur d'une augmentation du risque de démence ou de maladie d'Alzheimer, risque estimé entre 1,5 et 2,5 pour une concentration hydrique d'aluminium supérieure à 100 ou 110 µg/l"**.
>
> « Or, en conclusion, aucune mesure n'a été envisagée, et lors de la parution du rapport, le communiqué adressé à la presse déclarait : "À partir de l'ensemble des données disponibles, rien ne permet à ce jour d'affirmer que l'exposition à l'aluminium par l'eau, les aliments ou les

44. Pezerat (Henri), *Aluminium dans l'eau et maladie d'Alzheimer*, février 2004, rapport consultable sur http://seaus.free.fr.

produits de santé aux doses habituellement consommées par la population française soit associée à une augmentation de risque"... Il est hautement regrettable que le rapport des institutions n'ait abouti qu'à des conclusions totalement en désaccord avec le principe de précaution. Ce n'est sans doute pas un hasard si les experts, lors de leurs travaux, n'ont entendu ni les toxicologues spécialisés sur le sujet, ni les chimistes ayant publié des études sur la spéciation des complexes alumineux.

« Leur méthode est telle qu'appliquée par exemple à la relation entre tabagisme et cancer, ils devraient déduire des enquêtes que les éléments de preuve sont insuffisants pour conclure, les mécanismes de la toxicité en cause étant loin d'être entièrement connus. Mais ils ne feront pas pareille erreur car le conditionnement social est très différent. Dans les deux cas, les experts se contentent de suivre la ligne de pensée dominante, et dans le cas de l'aluminium, ils se sont alignés sur la position prise, sous l'égide de l'OMS en 1997, par le "Programme international sur la sécurité chimique", organisme fortement influencé par les experts au service de l'industrie. C'est, hélas, une fâcheuse pratique française en matière de santé publique. »

En dépit du coup de gueule de feu Henri Pezerat, 15 920 950 personnes sur l'ensemble du territoire buvaient toujours une eau contenant de l'aluminium en 2001, 3 865 719 personnes étaient potentiellement exposées à des teneurs supérieures à la référence de qualité et environ 805 000 personnes à des teneurs en aluminium dans l'eau pouvant excéder 500 µg/l (0,5 mg/l) [45] !

---

45. Agence française de sécurité sanitaire des aliments, Fiche 8 : Évaluation des risques sanitaires liés au dépassement de la référence

Aujourd'hui, en France, la référence de 0,2 mg/l n'a toujours pas été réévaluée et continue d'être dépassée dans de nombreuses communes françaises [46].

D'autres solutions existent pourtant pour clarifier l'eau. À Paris, par exemple, l'aluminium a été remplacé, il y a trente ans déjà, par le chlorure ferrique. Cette substance, qui n'est pas plus coûteuse que l'aluminium, est parfaitement inoffensive pour la santé. Cependant, passer aux sels ferriques imposerait à l'industrie de l'eau de changer les usines de traitement déjà en ordre de marche, et engendrerait des coûts très importants. Aujourd'hui, on choisit donc de privilégier les intérêts économiques.

Néanmoins, d'un point de vue strictement financier, il n'est pas sûr que ce calcul soit pertinent sur le long terme : l'argent économisé pour garantir une eau potable plus sûre, générera vraisemblablement des dépenses de soins plus importantes encore...

« Il est naïf de croire que l'aluminium soit une présence bienveillante dans l'organisme »

« Il est naïf de croire que l'aluminium soit une présence bienveillante dans l'organisme. L'aluminium contribue aux maladies humaines et continuera à le faire si son accumulation dans le corps n'est pas vérifiée ou inversée », écrit le Pr Christopher Exley, maître de conférences en chimie bio-inorganique à l'université de

---

de qualité de l'aluminium dans les eaux destinées à la consommation humaine, 95/135, janvier 2005.

46. Le Gall (Sophie), *Du poison dans l'eau du robinet*, diffusé le lundi 17 mai 2010 sur France 3.

Keele, en Grande-Bretagne, dans son article “Aluminium and Medicine”, paru en 2008 [47].

« Vivre à l'ère de l'aluminium implique inévitablement une exposition quotidienne accrue à l'aluminium qui se traduira par une charge corporelle croissante. L'accumulation de l'aluminium dans le corps définira directement ou indirectement l'impact de l'aluminium sur la santé humaine et devra faire, à mon avis, l'objet d'enquêtes et d'études sérieuses en médecine. Il règne une complaisance remarquable, mais difficilement explicable, sur notre relation avec l'aluminium, rappelons-le, non essentiel au plan biologique. »

Il est acquis aujourd'hui « que si une portion de l'aluminium dans le sang est effectivement filtrée par le rein, ce mécanisme d'élimination de l'aluminium systémique ne peut à lui seul empêcher son accumulation dans tout le corps », précise-t-il.

Aussi, Chris Exley, qui étudie les effets biologiques de l'aluminium depuis plus de vingt ans, a-t-il établi une classification, indication de la probabilité pour que cette substance soit amenée à jouer un rôle dans l'étiologie de la maladie. Il a ainsi établi une classification de 10 pour encéphalopathie de dialyse, indiquant que l'aluminium est déjà connu pour être impliqué dans cette maladie. Vous retrouverez un certain nombre de pathologies évoquées précédemment.

---

47. EXLEY (Christopher), “Aluminium and Medicine”, in *Molecular and Supramolecular Bioinorganic Chemistry*, Chap. III, Nova Science Publishers, 2008.

CLASSIFICATION des MALADIES	1 (bas) – 10 (élevé)
Maladie d'Alzheimer	7-8
Maladie de Parkinson	4-6
Maladies des neurones moteurs (MND/ALS), groupe de troubles neurologiques qui affectent de manière sélective les neurones moteurs, comme la sclérose latérale amyotrophique	3-5
Encéphalopathie de dialyse	10
Sclérose en plaques	4-6
Épilepsie	7-8
Ostéomalacie (décalcification osseuse par défaut de minéralisation)	10
Ostéoporose	4-6
Arthrite	5-7
Anémie	10
Calciphylaxie (calcification des vaisseaux)	2-4
Asthme	7-9
Maladie pulmonaire obstructive chronique	5-7
Myofasciite à macrophages (reliée au vaccin)	8-10
Hyperplasie lymphoïde cutanée (affections de la peau)	8-10
Hypersensibilité à l'aluminium imputable à la vaccination	8-10
Hypersensibilité à l'aluminium liée à l'immunothérapie	8-10
Cancer	4-8
Diabète	5-7
Sarcoïdose (maladie inflammatoire systémique entraînant des désordres immunologiques)	7-9
Atteinte cérébrale du syndrome de Down (trisomie 21)	5-7
Cholestase (diminution voire arrêt total de l'écoulement du liquide biliaire)	6-8
Obésité	5-7
Hyperactivité	4-6
Autisme	4-6

CLASSIFICATION des MALADIES	**1 (bas) – 10 (élevé)**
Syndrome de fatigue chronique	5-7
Syndrome de la guerre du Golfe	4-6
Aluminose (maladie pulmonaire due à l'inhalation de poussières d'aluminium et d'argile)	10
Maladie de Crohn (maladie inflammatoire chronique de l'ensemble du tube digestif, suspectée d'être de nature auto-immune)	7-9
Maladie vasculaire/attaques	6-8

« Nous devons sortir nos têtes, collectivement, hors du sable et accepter qu'à tout moment la charge corporelle de l'aluminium participera à une certaine forme de biochimie et qu'à un certain moment le niveau auquel cette activité biologique se produit se manifestera par un changement dans la physiologie, qui, à son tour, pourra prendre la forme d'une maladie.

« Il est sans doute naïf de continuer à présumer que le régime alimentaire, les aliments et les boissons, seraient chez les humains, la principale voie d'exposition à l'aluminium bio disponible. Cette hypothèse, largement répandue, place l'intestin au premier plan de la compréhension de l'exposition humaine à l'aluminium ; elle refuse donc de reconnaître la place importante de la surface de la peau, des poumons et du nez, comme voies de l'exposition à l'aluminium. L'accent mis sur le régime alimentaire conduit à une sous-estimation de l'importance de l'aluminium qui pénètre dans le corps par suite d'applications thérapeutiques et médicinales, comme l'administration de solutions parentérales et la vaccination », conclut le chercheur.

L'aluminium contenu dans les vaccins… Une porte s'ouvre sur un univers encore bien obscur.

CHAPITRE 3

DE L'ALUMINIUM DANS LES VACCINS : QUEL IMPACT SUR LA SANTÉ ?

L'univers des vaccins, en plein développement, nous offre également son lot de surprises. Saviez-vous que nombre de vaccins comportent un adjuvant à base d'aluminium ? Grâce à lui, la dose d'antigène peut être réduite, et son action renforcée.

Utilisés en France depuis 1990, les adjuvants à base d'aluminium [48] le sont aux États-Unis et dans les pays anglo-saxons pour les vaccinations infantiles habituelles depuis que Glenny découvrit en 1926 qu'ils suscitaient une réaction immunitaire plus importante [49].

Une réglementation floue qui profite aux laboratoires

On a vu que la teneur d'aluminium est bien réglementée dans les aliments, l'eau ou les cosmétiques, même si dans les faits, les quantités auxquelles nous sommes exposées au quotidien sont beaucoup plus

48. Parmi les dérivés plus utilisés, on compte l'hydroxyde d'aluminium, l'oxyde d'aluminium ou le phosphate d'aluminium.
49. Thèse de doctorat en pharmacie, BRUNO (Gwénola), *Adjuvants d'immunisation et myofasciite à macrophages*, 2003.

importantes que celles préconisées par de nombreux chercheurs et autres institutions. Qu'en est-il pour les vaccins ?

« Si des adjuvants à base d'aluminium sont utilisés, leur concentration ne doit pas dépasser les limites habituelles de 1,25 mg d'aluminium par dose destinée à l'homme », indique l'OMS en 1990 dans son rapport technique [50]. Mais « dans certains pays, on estime que ces valeurs maximales sont trop élevées : la concentration utilisée est environ deux fois plus faible », ajoute l'organisme dans ce même rapport. Pourtant, en 2010, cette valeur n'a toujours pas été réévaluée et reste la référence de la pharmacopée européenne. Aux États-Unis pourtant, cette recommandation a déjà été abaissée à 0,85 mg/dose par la Food and Drug Administration (FDA) [51].

Selon Fabienne Bartoli, adjointe au directeur de l'Afssaps, « la réglementation européenne relative aux sels d'aluminium repose sur des études toxicologiques et des essais précliniques. Il s'agit d'une réglementation internationale qui est un des éléments nécessaires à l'obtention d'une autorisation de mise sur le marché ». Mais, dans les faits, ce seuil, considéré comme un seuil de sécurité, a, en réalité, été choisi de façon empirique, à partir de données démontrant que ce dosage renforce

---

50. Comité OMS d'experts de la standardisation biologique, quarantième rapport, nº 800, 1990, Annexe 2 p. 108, http://whqlibdoc.who.int/trs/WHO_TRS_800_(part2)_fre.pdf.

51. Code of Federal Regulations 21, vol. VII : Sec. 610.15 (Constituent Materials). Revised 1st April 2003. US Government Publication.

l'antigénicité et l'efficacité du vaccin, et non sur des études toxicologiques [52] !

Concernant la mention des dosages d'aluminium sur les notices de ces produits, c'est la valse du « chacun fait ce qu'il veut » ou du grand n'importe quoi ! Pour montrer combien la réglementation et le contrôle de la composition des vaccins laissent à désirer, voici l'exemple de l'Infanrix Hexa®. Si vous recherchez les dosages d'aluminium de ce vaccin sur les documents officiels de l'European Medicines Agency (EMA) [53], vous trouvez les dosages suivants, figurant dans le rapport européen public d'évaluation :

– adsorbé sur hydroxyde d'aluminium hydraté (Al(OH)3) : 0,5 mg Al ;

– adsorbé sur phosphate d'aluminium ($AlPO_4$) : 0,32 mg Al.

Soit un total de 0,82 mg d'aluminium.

Des chiffres sur lesquels l'autorité de santé s'est basée pour évaluer le produit.

Pourtant, sur la notice du vaccin de 2005 à 2008 acheté en pharmacie, vous trouviez les dosages mentionnés ci-dessous :

– adsorbé sur hydroxyde d'aluminium hydraté : 0,95 mg d'Al ;

– adsorbé sur phosphate d'aluminium : 1,45 mg d'Al.

Soit un total de 2,4 mg d'aluminium par dose.

---

52. Baylor (Norman W.), Egan (William), Richman (Paul), Food and Drug Administration, Center for Biologics Evaluation and Research, Office of Vaccines Research and Review, Bethesda, MD, USA, "Aluminum salts in vaccines–US perspective", in *Vaccine*, 20(3), 31 mai 2002, p. S18-S23.

53. EMA : Agence européenne des médicaments, qui délivre les autorisations de mise sur le marché.

Les doses mentionnées sur le document de l'EMA sont nettement inférieures et correspondent aux recommandations de l'OMS et de la FDA, ce qui n'est pas le cas des doses réelles mentionnées sur la notice, qui dépassent de 1,15 milligrammes les doses officielles ! Ces informations ont depuis été corrigées et sont aujourd'hui conformes aux documents de l'EMA. Mais comment être sûr de la quantité exacte d'aluminium contenue dans le vaccin entre 2005 et 2008 ?

Concernant les vaccins contre l'hépatite B, particulièrement décriés, il est très difficile de connaître précisément leur dosage en aluminium. En consultant les *Vidal*, véritable bible des médecins, on constate que pour l'Engerix B®20 du laboratoire GlaxoSmithKline®, de 1994 à 2002, aucune précision sur la quantité d'aluminium par dose n'apparaît. Pourtant en 1994, ce vaccin contenait 1,90 mg d'oxyde d'aluminium [54]. Depuis 2006, il contient 0,5 mg d'aluminium pour le vaccin destiné aux adultes. Pourquoi inscrit-on tantôt la valeur en sel et tantôt en aluminium ? Et pourquoi une telle différence de dosage ?

Concernant le Genhevac B® de Sanofi Pasteur Msd Snc, il est fait état dans le *Vidal* d'une dose inférieure ou égale à 1,25 mg d'aluminium de 1994 à 2001. Puis, à partir de 2002, plus aucune quantité n'apparaît. Le patient ne peut donc vérifier la teneur en aluminium présente dans ce vaccin.

---

54. Grézard (Pierre), *Accidents de la vaccination contre l'hépatite B : à propos de 9 cas observés de début 1994 in 1995, thèse pour obtenir le grade de Docteur en médecine*, Faculté de médecine Lyon Grange-Blanche, 1996.

En fait, chaque laboratoire mentionne la présence d'aluminium de façon différente. Certains précisent la teneur en aluminium de l'adjuvant, d'autres n'indiquent que le sel utilisé. Ce défaut d'information à destination du grand public et des médecins ne semble poser aucun problème aux instances de contrôle. Pourtant, dans un document de l'OMS datant de 2003[55], il est spécifié que la substance active et l'adjuvant devraient être présentés qualitativement et quantitativement par unité de dose. Une recommandation passée à la trappe.

Les consommateurs n'ont qu'une façon de se rassurer : *tous ces « ingrédients » ont bien été étudiés. Ils ont bien évidemment passé tous les contrôles nécessaires pour assurer la sécurité des patients, le cas échéant, ils ne pourraient figurer sur les notices des vaccins.* Pas si sûr...

Les adjuvants : « un domaine important et négligé », selon l'OMS

Depuis qu'ils peuplent nos vaccins, la pharmacocinétique des sels d'aluminium, c'est-à-dire leur devenir dans l'organisme, a été très peu étudiée. Aussi surprenant que cela puisse paraître, aucune étude de toxicité n'en a évalué les effets à long terme et, en dépit des nombreux travaux évoquant la toxicité de cette substance, aucune autorité de santé publique ne l'a exigée !

L'argument fort, repris en boucle : « l'hydroxyde d'aluminium est utilisé depuis plusieurs dizaines d'années sans qu'aucun effet indésirable majeur n'ait

55. *Guideline on Pharmaceutical Aspects of the Product Information for Human Vaccines*, EMEA, novembre 2003, http://www.ema.europa.eu/pdfs/human/bwp/275802en.pdf.

été consigné ». Or, on sait que seuls « 1 à 10 % des effets indésirables graves sont notifiés [56] » !

De plus, en 2004, l'OMS a reconnu que « l'innocuité des adjuvants est un domaine important et négligé. Dans la mesure où les adjuvants ont leurs propres propriétés pharmacologiques, susceptibles de modifier l'immunogénicité et la sécurité des vaccins, l'évaluation de leur innocuité est indispensable [57]. »

Malgré ce constat émis il y a maintenant six ans, les adjuvants aluminiques, massivement utilisés, n'ont toujours pas fait l'objet d'études destinées à évaluer leur sécurité.

Une « complaisance » d'autant plus curieuse que l'on injecte une quantité importante d'aluminium dans les muscles des enfants, dans les premiers mois de leur vie, sans que personne ne s'en soucie réellement…

Les vaccins contenant de l'aluminium

En France, on compte 31 vaccins contenant de l'aluminium, soit 47 % des vaccins aujourd'hui commercialisés. En voici la liste [58] :

---

56. Autret-Leca (E.), Bensouda-Grimaldi (L.), Jonville-Béra (A.P.), Beau-Salinas (F.), *Archives de pédiatrie*, vol. XIII, nº 2, février 2006, p. 175-180.

57. *265-272 Weekly Epidemiological Record*, OMS, nº 29, 16 juillet 2004.

58. Sources : Afssaps, Sanofi Pasteur MSD SNC, GlaxoSmithKline, Baxter, Wyeth Pharmaceuticals France, EMEA et les notices des vaccins. Voir en annexe la liste des vaccins ne contenant pas d'aluminium.

VACCINS	LABORATOIRE	SELS D'ALUMINIUM UTILISÉS	QUANTITÉ D'ALUMINIUM (Al^{3+}) [59] CONTENUE PAR DOSE (EN MICROGRAMMES)
AVAXIM 160U® – suspension injectable – vaccin contre l'hépatite A (inactivé, adsorbé)	**Sanofi Pasteur Merck and Co. Inc**	Hydroxyde d'aluminium	300 µg
BOOSTRIXTETRA® – suspension injectable en seringue préremplie – coqueluche, diphtérie, tétanos, poliomyélite	**GlaxoSmithKline**	Oxyde d'aluminium Phosphate d'aluminium	300 µg 200 µg
CERVARIX 20 µg® – suspension injectable en seringue – papillomavirus	**GlaxoSmithKline**	Hydroxyde d'aluminium	500 µg
ENCEPUR® 1,5 µg/0,5 ml – suspension injectable en seringue préremplie – méningo-encéphalite à tiques	**Novartis**	Hydroxyde d'aluminium	de 300 à 400 µg
ENGERIX B 10 µg/0,5 ml® – suspension injectable – hépatite B	**GlaxoSmithKline**	Hydroxyde d'aluminium	250 µg
ENGERIX B20µg/1 ml® – suspension injectable – hépatite B	**GlaxoSmithKline**	Hydroxyde d'aluminium	500 µg
GARDASIL® – suspension injectable en seringue – papillomavirus	**Sanofi Pasteur MSD SNC**	Sulfate d'hydroxyphosphate d'aluminium amorphe	225 µg

59. Dans les vaccins, l'aluminium (Al^{3+}) n'est pas utilisé de façon brute, mais sous forme de sels d'aluminium. L'hydroxyde d'aluminium ($Al(OH)_3$), par exemple, associe de l'aluminium, de l'hydrogène et de l'oxygène. Les valeurs indiquées sont ici celles de l'aluminium contenu par dose de vaccin. Lorsque cette donnée n'est pas disponible, la quantité de sels d'aluminium présentes est alors indiquée.

VACCINS	LABORATOIRE	SELS D'ALUMINIUM UTILISÉS	QUANTITÉ D'ALUMINIUM (Al^{3+}) CONTENUE PAR DOSE (EN MICROGRAMMES)
VACCIN GENHEVAC B PASTEUR® 20 µg/0,5 ml – suspension injectable – hépatite B	**Sanofi Pasteur MSD SNC**	Hydroxyde d'aluminium	Contient une dose inférieure ou égale à 1 250 µg.
HAVRIX 1 440 U® Elisa/ml – suspension injectable par voie intramusculaire adulte en seringue – hépatite A	**GlaxoSmithKline**	Hydroxyde d'aluminium	500 µg
HAVRIX 720 U® Elisa/0,5 ml – suspension injectable par voie intramusculaire enfant/nourrisson en seringue – hépatite A	**GlaxoSmithKline**	Hydroxyde d'aluminium	250 µg
HBVAXPRO® 40 µg/ml – vaccin de l'hépatite B pour sujets dialysés ou en attente de dialyse (ADNr)	**Sanofi Pasteur MSD SNC**	Sulfate d'hydroxy-phosphate d'aluminium amorphe	500 µg
HBVAXPRO® 10 µg/ml – suspension injectable adulte – hépatite B	**Sanofi Pasteur MSD SNC**	Sulfate d'hydroxy-phosphate d'aluminium amorphe	500 µg
HBVAXPRO® 5 µg/0,5 ml – suspension injectable enfant – hépatite B	**Sanofi Pasteur MSD SNC**	Sulfate d'hydroxy-phosphate d'aluminium amorphe	250 µg
INFANRIX HEXA® – poudre/suspension pour suspension injectable – coqueluche, diphtérie, tétanos, poliomyélite, hépatite B, *haemophilus influenzae* b	**GlaxoSmithKline**	Hydroxyde d'aluminium Phosphate d'aluminium	500 µg 320 µg

VACCINS	LABORATOIRE	SELS D'ALUMINIUM UTILISÉS	QUANTITÉ D'ALUMINIUM (Al^{3+}) CONTENUE PAR DOSE (EN MICROGRAMMES)
INFANRIXQUINTA® – poudre/suspension pour suspension injectable par voie intramusculaire – coqueluche, diphtérie, tétanos, poliomyélite, *haemophilus influenzae* b	**GlaxoSmithKline**	950 µg d'oxyde d'aluminium	Pas de mention sur la teneur en aluminium.
INFANRIXTETRA® – suspension injectable par voie intramusculaire en seringue – coqueluche, diphtérie, tétanos, poliomyélite	**GlaxoSmithKline**	Hydroxyde d'aluminium	500 µg
IXIARO ® – suspension injectable – vaccin de l'encéphalite japonaise	**Intercell Biomedical Ltd. représenté par Novartis en France**	Hydroxyde d'aluminium	250 µg
MENINGITEC® – suspension injectable en seringue – méningite, prévention des infections à méningocoques C	**Wyeth Pharmaceuticals France**	Phosphate d'aluminium	125 µg
MENJUGATEKIT® – poudre et solvant pour suspension injectable – méningite, prévention des infections à méningocoques C	**Novartis Vaccines and Diagnostics SRL**	Hydroxyde d'aluminium	de 300 à 400 µg
NEISVAC® – suspension injectable par voie intramusculaire – méningite, prévention des infections à méningocoques C	**Baxter International Inc.**	Hydroxyde d'aluminium	500 µg
PENTAVAC® – poudre/suspension pour suspension injectable par voie intramusculaire – coqueluche, diphtérie, tétanos, poliomyélite, *haemophilus influenzae* b	**Sanofi Pasteur MSD SNC**	300 µg d'hydroxyde d'aluminium	La teneur en aluminium n'est pas indiquée.

VACCINS	LABORATOIRE	SELS D'ALUMINIUM UTILISÉS	QUANTITÉ D'ALUMINIUM (Al^{3+}) CONTENUE PAR DOSE (EN MICROGRAMMES)
PREVENAR® – suspension injectable par voie intramusculaire en seringue – pneumococcies ou immunisation active contre les maladies invasives comprenant septicémie, méningite, pneumonie bactériémique, bactériémie	**Wyeth Lederle Vaccines SA**	500 µg de phosphate d'aluminium	La teneur en aluminium n'est pas indiquée.
REPEVAX® – suspension injectable – coqueluche, diphtérie, tétanos, poliomyélite	**Sanofi Pasteur MSD SNC**	Phosphate d'aluminium	330 µg
REVAXIS® – suspension injectable par voie intramusculaire – diphtérie, tétanos, poliomyélite	**Sanofi Pasteur MSD SNC**	350 µg d'hydroxyde d'aluminium.	La teneur en aluminium n'est pas indiquée.
TETRAVAC ACELLULAIRE® – suspension injectable – coqueluche, diphtérie, tétanos, poliomyélite	**Sanofi Pasteur MSD SNC**	300 µg d'hydroxyde d'aluminium	La teneur en aluminium n'est pas indiquée.
TICOVAC® 0,25 ml – suspension injectable enfant – méningo-encéphalite à tiques	**Baxter**	Hydroxyde d'aluminium	170 µg
TICOVAC® 0,5 ml – suspension injectable adulte – méningo-encéphalite à tiques	**Baxter**	Hydroxyde d'aluminium	350 µg
TWINRIX® adulte – suspension injectable par voie intramusculaire en seringue GlaxoSmithKline – hépatite A, hépatite B	**GlaxoSmithKline**	Hydroxyde d'aluminium Phosphate d'aluminium	50 µg 400 µg

VACCINS	LABORATOIRE	SELS D'ALUMINIUM UTILISÉS	QUANTITÉ D'ALUMINIUM (Al^{3+}) CONTENUE PAR DOSE (EN MICROGRAMMES)
TWINRIX®enfant – suspension injectable par voie intramusculaire enfant en seringue GSK – hépatite A, hépatite B	**GlaxoSmithKline**	Hydroxyde d'aluminium Phosphate d'aluminium	25 µg 200 µg
TYAVAX® – suspension injectable en seringue – vaccin de l'hépatite A (inactivé, adsorbé) et typhoïdique (polyosidique)	**Sanofi Pasteur MSD SNC**	Hydroxyde d'aluminium	300 µg
VACCIN TÉTANIQUE PASTEUR® – suspension injectable – tétanos	**Sanofi Pasteur MSD SNC**	Hydroxyde d'aluminium	600 µg

Quels risques pour nos enfants ?

Si l'on considère uniquement les primo-vaccinations, pour les enfants de 0 à 2 ans, le pourcentage de vaccins adjuvés à l'aluminium s'élève à 17 sur 30, soit 56 %.

Chaque année dans notre pays, environ 800 000 enfants reçoivent, *a minima*, les vaccins obligatoires contre la diphtérie, le tétanos, la poliomyélite et, pour les personnes résidant en Guyane, contre la fièvre jaune. Sans compter les recommandations émanant du Haut Conseil de la santé publique parmi lesquelles la vaccination contre l'hépatite B à la naissance pour les enfants nés de mère porteuse de l'antigène HBs positif, le BCG également exigé dès la naissance si l'enfant présente un risque élevé de tuberculose, le ROR (rougeole, oreillons, rubéole), la méningite…

Si l'on s'en réfère au guide des vaccinations, voici le schéma vaccinal type, cité ici à titre d'exemple, proposé aux enfants entre 2 et 16 mois[60] et la teneur en aluminium des produits injectés[61].

60. **Obligations et recommandations :**

– Diphtérie (D), Tétanos (T), Poliomyélite inactivé (Polio) en primo-vaccination avec un vaccin combiné : une dose à 2, 3 et 4 mois et une dose de rappel à 16-18 mois.

– **Coqueluche acellulaire (Ca) en primo-vaccination avec un vaccin combiné** : une dose à 2, 3 et 4 mois et une dose de rappel à 16-18 mois. (Recommandations du Haut Conseil de la santé publique.)

– ***Haemophilus influenzae* b (Hib), vaccin combiné** : une dose à 2, 3 et 4 mois et une dose de rappel à 16-18 mois.

– **Hépatite B (Hep B)** : un vaccin à 2 mois, 4 mois et entre 16 et 18 mois.

– **Vaccination contre les infections invasives à pneumocoque (vaccin Pn7)** : une dose de vaccin heptavalent à 2 mois et à 4 mois avec une dose de rappel à 12 mois.

– **Rougeole (R), Rubéole (R), Oreillons (O)** : une dose du vaccin contre chacune de ces infections à 12 mois et une 2e dose entre 13 et 24 mois.

– **Pour les enfants accueillis en collectivité avant l'âge de 1 an** : une dose de vaccin trivalent à 9 mois et une 2e dose entre 12 et 15 mois.

61. Pour retrouver la liste exhaustive des recommandations 2010, consulter le site du ministère de la Santé sur http://www.sante-sports.gouv.fr/calendrier-vaccinal-detaille-2010.html.

ÂGE	VACCINS	ALUMINIUM/ DOSE
2 mois	***Infanrix hexa®*** – coqueluche, diphtérie, tétanos, poliomyélite, hépatite B, *haemophilus influenzae* b	820 µg
	Prevenar® – immunisation active contre les maladies invasives (comprenant septicémie, méningite, pneumonie bactériémique, bactériémie)	500 µg de phosphate d'aluminium (La teneur en aluminium n'est pas indiquée.)
3 mois	***Infanrix quinta®*** – coqueluche, diphtérie, tétanos, poliomyélite, *haemophilus influenzae* b **ou** ***Pentavac®*** – coqueluche, diphtérie, tétanos, poliomyélite, *haemophilus influenzae* b	950 µg d'oxyde d'aluminium hydraté (La teneur en aluminium n'est pas indiquée.) 300 µg d'hydroxyde d'aluminium (La teneur en aluminium n'est pas indiquée.)
4 mois	***Infanrix hexa®*** – coqueluche, diphtérie, tétanos, poliomyélite, hépatite B, *haemophilus influenzae* b	820 µg
	Prevenar® – immunisation active contre les maladies invasives (comprenant septicémie, méningite, pneumonie bactériémique, bactériémie)	500 µg de phosphate d'aluminium (La teneur en aluminium n'est pas indiquée.)
9 mois (si entre en collectivité)	***1re dose de Priorix®*** – virus de la rougeole, virus des oreillons, virus de la rubéole **ou** ***M-M-Rvax pro®*** – virus de la rougeole, virus des oreillons, virus de la rubéole	Pas d'aluminium dans ces deux vaccins.
12 mois	***1re dose de Priorix®*** **ou** ***MMRvax pro®***	Pas d'aluminium dans ces deux vaccins.
	Prevenar® – immunisation active contre les maladies invasives (comprenant septicémie, méningite, pneumonie bactériémique, bactériémie)	500 µg de phosphate d'aluminium
16 mois	***Infanrix hexa®***	820 µg
	2e dose *Priorix®* **ou** ***2e dose MMRvax pro®***	Pas d'aluminium dans ces deux vaccins.

Autrement dit, entre 2 et 16 mois, un nouveau-né reçoit, *a minima*[62], 2 460 µg d'aluminium (2,46 mg) injectés dans ses muscles…

Des quantités qui peuvent, comme pour les aliments et les cosmétiques, sembler négligeables au lecteur. D'autant que le rein est le principal organe d'excrétion de l'aluminium. Cependant, puisque ce composé peut se révéler néfaste dans notre cuisine et notre salle de bain, pourquoi n'en serait-il pas de même en médecine ? Quels sont donc les risques encourus par nos enfants ?

Auteur du *Livre des vaccins : prendre la bonne décision pour votre enfant*[63], le pédiatre américain Robert W. Sears fait part de ses inquiétudes relatives à l'utilisation d'un tel adjuvant à destination des plus jeunes. Dans son article intitulé « L'aluminium est-il un nouveau thimérosal[64] ? », ce farouche défenseur de la médecine préventive invite pourtant parents et confrères à la prudence. Oui à la vaccination, mais avec des produits inoffensifs !

---

62. *A minima*, car les vaccins dont la quantité précise d'aluminium n'est pas indiquée n'ont pas été comptabilisés. Concernant l'Infanrix hexa®, le dosage considéré dans ce calcul est celui de l'EMA. Si l'on se réfère au dosage indiqué sur la notice de ce vaccin entre 2005 et 2008, un enfant, entre 2 et 16 mois, a pu recevoir 7 200 µg d'aluminium via la vaccination.

63. Sears (Robert W.), *The Vaccine Book : Making the Right Decision for Your Child*, Little Brown and Company, 2007.

64. Sears (Robert W.), "Aluminium the New Thimerosal?", *ibid.* Le thimérosal est un agent conservateur contenant du mercure. Il est aussi appelé thiomersal. Ce conservateur est à l'origine d'une vive polémique, notamment aux États-Unis, sur l'explosion de cas d'autisme post-vaccinaux chez les enfants.

« [...] Je n'avais rien contre l'aluminium jusqu'à ce que je commence mes recherches sur les vaccins il y a treize ans. [...]

« [E]n me penchant sur leur composition et en constatant la présence de quelques microgrammes (µg) d'aluminium dans plusieurs d'entre eux, je me suis posé la question : a-t-on effectivement déterminé quel était le seuil de tolérance de l'aluminium en injections ? J'ai obtenu rapidement la réponse en me connectant sur www.fda.gov, en recherchant "toxicité de l'aluminium", et j'ai trouvé de nombreux documents sur l'aluminium. [...]

« Toutefois, aucun de ces documents ou études ne fait mention des vaccins, ils ne considèrent que les solutions intraveineuses et les médicaments injectables. De même, la Food and Drug Administration (FDA) n'exige pas l'apposition sur les vaccins d'étiquettes d'avertissement sur les dangers de contamination à l'aluminium, alors qu'elles sont obligatoires pour tout autre médicament injectable. »

Les interrogations et constats du pédiatre s'accompagnent d'une description des dosages de l'aluminium dans les vaccins reçus par les enfants[65].

« Quand, à 2 mois, un bébé reçoit sa première grande série de vaccins, la dose totale d'aluminium pourrait varier entre 295 µg (avec un vaccin contre la méningite sans aluminium et un antidiphtérique, au taux le plus faible en aluminium) et une dose très élevée de 1 225 µg (si le vaccin contre l'hépatite B est administré avec des marques de vaccins très élevés en aluminium). Ces doses sont répétées

65. Le pédiatre fait référence ici à des vaccins américains, mais dont les dosages sont analogues aux vaccins français.

à l'âge de 4 et 6 mois. Et se poursuivent avec les cycles d'injections au cours de ses deux premières années. Mais la FDA recommande de n'administrer aux prématurés ou à ceux qui présentent un dysfonctionnement rénal pas plus de 10 à 25 µg d'aluminium dans tous les cas.

« En tant que médecin, ma première réaction a été de craindre que ces niveaux d'aluminium dépassent de beaucoup ce qui peut être sûr pour les bébés. Ma deuxième réaction, de considérer que des recherches avaient été menées correctement, et que des études avaient porté sur des nourrissons en bonne santé afin de déterminer s'ils pouvaient éliminer l'aluminium rapidement. Ma troisième réaction fut de rechercher ces études. Jusqu'à présent, je n'en ai retrouvé aucune. Il est probable que la FDA estime que les reins des nourrissons en bonne santé sont capables d'éliminer l'aluminium avant qu'il ne puisse se propager dans le corps, et entraîner des réactions toxiques. Toutefois, je n'ai pas trouvé de référence dans les documents de la FDA, assurant que l'utilisation d'aluminium dans les vaccins ait été testée et considérée comme étant sans danger.

J'ai donc fait ce qu'aurait fait tout pédiatre. J'ai consulté l'American Academy of Pediatrics (AAP), qui a publié en 1996 un rapport *Toxicité de l'aluminium chez les bébés et les enfants*[66] et met en évidence les points suivants :

• l'aluminium peut causer des complications neurologiques ;

• une étude, réalisée il y a trente ans, a montré une augmentation de l'excrétion urinaire de l'aluminium chez l'homme lorsqu'il est exposé à des niveaux plus élevés du

66. Committee on Nutrition, American Academy of Pediatrics, "Aluminum Toxicity in Infants and Children", in *Pediatrics* 97, n° 3, mars 1996, p. 413-416.

métal, ce qui suggère que les adultes sont capables d'éliminer l'excès d'aluminium ;

- les adultes prenant des antiacides contenant de l'aluminium n'accumulent pas des niveaux élevés d'aluminium dans leur organisme ;
- les rapports, sur les bébés ayant des reins sains, démontrent que la prise d'antiacides augmente le taux d'aluminium dans le sang ;
- les individus ayant une maladie rénale et dont le taux d'aluminium est supérieur à 100 µg par litre de sang risquent une intoxication ;
- le seuil toxique d'aluminium dans le sang peut être inférieur à 100 µg par litre ;
- l'accumulation d'aluminium dans les tissus a été constatée même chez des patients avec des reins sains qui reçoivent des solutions intraveineuses contenant de l'aluminium sur de plus longues périodes.

« Cependant, il n'était fait nulle part mention de l'aluminium dans les vaccins dans ce document.

« Mettons ces résultats en perspective : comme le corps de l'adulte normal contient en moyenne 5 litres de sang, une dose unique supérieure à 500 µg d'aluminium dans le sang devient toxique si les reins fonctionnent mal (elle peut l'être également chez des sujets sains). Pour un nourrisson dont le corps contient environ 300 ml de sang, c'est une quantité supérieure à 30 µg d'aluminium dans son sang qui serait toxique, si les reins du bébé sont malades. Le corps d'un jeune enfant (de 1 an à deux ans) contient environ 1 litre de sang, il est donc exposé à un risque de toxicité lorsqu'il reçoit plus de 100 µg d'aluminium. Et comme nous l'avons vu, il peut arriver qu'un bébé reçoive plus de 1 000 µg d'aluminium en une fois. Mais heureusement, il ne se propage pas directement dans le sang, mais se diffuse lentement à partir du muscle, à l'endroit de l'injection.

« Mais, et c'est là le point crucial de cet article, personne n'a mesuré le niveau d'aluminium absorbé par le sang quand il est injecté dans les muscles des nourrissons, ni la quantité éliminée par l'urine. Tous les documents des FDA et APP que j'ai lus rapportent que l'aluminium pourrait constituer un problème, mais qu'ils ne l'ont pas encore analysé. Nous devons donc réduire la quantité d'aluminium présent dans les injections. Mais, là encore, personne ne parle des niveaux d'aluminium dans les vaccins.

« Je pense avoir compris ce qui est arrivé : personne ne se préoccupait beaucoup de ce sujet, puisque l'aluminium ne figurait que dans un seul vaccin, le DTPolio, ancienne version de l'actuel vaccin DTaP (dipthérie, tétanos, polio). Mais personne n'a fait attention, à sa sortie dans les années quatre-vingt, au vaccin de la marque PedVaxHib contre la méningite [équivalent aux vaccins contre *haemophilus influenzae* de type b en France], qui contenait de l'aluminium alors que d'autres n'en contenaient pas. Puis dans les années quatre-vingt-dix, l'utilisation du vaccin contre l'hépatite B s'est répandue ; dans les années 2000, c'est celle du vaccin contre la pneumonie et plus récemment celle du vaccin contre l'hépatite A. L'administration d'un seul vaccin contenant de l'aluminium n'implique qu'une faible quantité de métal. Mais celle de quatre vaccins successifs, c'est un autre problème. Il semblerait que cette question ait tout simplement échappé à l'attention générale. [...]

« Nous savons par les documents de la FDA que la toxicité intervient avec d'autres types d'injection ; qu'elle affecte le cerveau et les os en quantités toxiques. Ce phénomène peut se produire plus fréquemment qu'on ne le reconnaît d'autant que la toxicité de l'aluminium est difficilement détectable à partir de symptômes externes.

« La question subsiste : que se passe-t-il lorsque ces quantités d'aluminium sont injectées via les vaccins ? Les fabricants ont peut-être commencé à s'interroger sur ce problème ; j'ai trouvé quelques recherches intéressantes dans la notice du nouveau vaccin contre le HPV (papillomavirus humain), le Gardasil. Lors des recherches sur la sécurité du Gardasil, Merck & Co, le développeur et fabricant du vaccin, a ajouté une étape à son protocole de tests avec l'administration d'une injection d'aluminium à un groupe isolé d'individus utilisés comme groupe de contrôle de sécurité. Ils ont ensuite comparé les effets secondaires du Gardasil avec un placebo, sans Gardasil, mais avec la même quantité d'aluminium que le vaccin. Ils ont constaté que le placebo contenant de l'aluminium était beaucoup plus douloureux que le placebo salin, et à peu près aussi pénible que l'injection intégrale contre le HPV. Le placebo d'aluminium a également provoqué beaucoup plus de rougeurs, gonflements, démangeaisons que le placebo salin, mais pas autant que l'injection intégrale HPV.

« Malheureusement, Merck n'a étudié que les effets secondaires de l'aluminium à l'endroit de l'injection. [...] Ils n'ont pas non plus étudié le métabolisme interne de l'aluminium dans le corps. Cependant, cette recherche a au moins révélé combien l'aluminium pouvait être irritant lorsqu'il est injecté dans les muscles. C'était un vrai premier pas. Si l'aluminium peut être toxique, pourquoi ne pas le retirer des vaccins, comme c'est arrivé avec le Thimérosal, un conservateur qui contient des neurotoxines de mercure ?

« Ce n'est pas si simple, car l'aluminium est un adjuvant et qu'il renforce l'action des vaccins. Le système immunitaire du corps reconnaît mieux le vaccin lorsqu'il est mélangé avec de l'aluminium et génère des anticorps contre la maladie. Il était facile de supprimer le Thimérosal, car il n'affectait pas l'efficacité même du vaccin. Mais les laboratoires veulent être absolument convaincus de la nocivité de l'aluminium avant d'investir dans la recherche de nouveaux vaccins sans aluminium. [...]

« Il a bien été démontré que l'aluminium est nocif, en quantité, pour les humains. Comme il n'existe aucune recherche importante sur sa présence dans les vaccins, il est impossible de prouver sa nocivité dans les vaccins pour les nourrissons et les enfants. Cependant, personne n'a réellement étudié les concentrations d'aluminium chez les nourrissons en bonne santé après la vaccination, pour s'assurer de son innocuité. Devons-nous arrêter maintenant ? Ou devrions-nous poursuivre, en continuant d'espérer que l'utilisation de l'aluminium comme adjuvant dans les vaccins est sans risque ?

[...] Comme l'ont déclaré la FDA, l'AAP et d'autres, la toxicité de l'aluminium ne peut être détectée par une seule observation extérieure. [...] La seule façon de régler le problème de la sécurité de l'aluminium serait de mener des études en temps réel sur des milliers de nourrissons et de mesurer les concentrations d'aluminium après la vaccination.

Dans cette étude, les chercheurs ne devraient pas seulement examiner les taux sanguins. Ils devraient également savoir si oui ou non l'aluminium s'accumule dans l'organisme, où il s'accumule, comment il est éliminé, et dans quelles proportions.

[...] Nous avons besoin de connaître les réponses à de nombreuses questions : pourquoi une marque de vaccin Hib (*Haemophilus influenzae* de type b) exige pour son bon fonctionnement la présence d'aluminium, à la différence d'autres marques ? Pourquoi une marque de vaccin DTaP (diphtérie, tétanos, polio) contient quatre fois plus d'aluminium qu'une autre ? »

Ainsi, selon lui, « la toxicité de l'aluminium n'est pas discutable » et il invite les médecins à davantage de responsabilité en attendant, qu'un jour, des études probantes sur les effets de l'aluminium présent dans les vaccins sur l'organisme humain permettent d'évaluer le risque de toxicité encouru : « En tant que médecins, nous pouvons choisir les marques de certains vaccins qui contiennent peu ou pas d'aluminium [67]. »

Ce spécialiste américain démontre ici que l'aluminium est utilisé à l'aveuglette. Autorités de santé publique et laboratoires jouent-ils aux apprentis sorciers avec notre santé ?

À ce jour, la communauté médicale part du postulat simple que les bébés excrètent la totalité de l'aluminium par les reins. Mais cette affirmation n'a fait l'objet d'aucune étude ! S'il s'avère qu'une partie de ce métal reste active dans l'organisme, combien de troubles neurologiques et de maladies pourraient potentiellement être associées à cette toxicité ? On peine à comprendre aujourd'hui pourquoi cette question est passée à l'as. Une chose est sûre, l'absence de recherches garde bien au chaud ce « secret ».

---

67. Tous les extraits cités ici sont tirés de SEARS (Robert W.), *The Book Vaccine, ibid.* Pour plus d'informations, consultez www.thevaccinebook.com. Vous pouvez également consulter www.mothering.com/ articles / growing_child / vaccins / aluminium-new-thimerosal notes.html.

Aussi faut-il être attentif après la vaccination des enfants. Le Dr Sears précise que « la toxicité de l'aluminium peut entraîner une multitude de symptômes généraux trop variés pour être identifiés de manière pratique. [...] Les problèmes de mémoire, de langage et de sociabilisation pourraient être cohérents avec la toxicité de l'aluminium. L'aluminium pénètre dans les os et les muscles et peut compromettre la densité des os et entraîner des faiblesses musculaires. Douleurs ou faiblesses musculaires et osseuses peuvent constituer un symptôme. »

Cependant, pourra-t-on nous objecter, plusieurs millions d'enfants ont été vaccinés sans que l'on ait identifié de maladies post-vaccinales ; et à juste titre pensez-vous. Eh bien, figurez-vous, c'est là toute la perfidie du système de contrôle : si l'aluminium agit avec un effet retard, comment établir le lien entre certaines pathologies et la vaccination ? C'est la raison pour laquelle la compréhension précise de cet adjuvant aluminique est capitale.

En attendant, on continue de vacciner nos enfants sans savoir...

Nos animaux domestiques font pourtant l'objet de plus d'attentions !

En effet, pour la petite, mais édifiante histoire, le sarcome post-vaccinal (tumeur maligne cancéreuse au site d'injection du vaccin) dont peuvent être victimes les chats, a fait l'objet de nombreuses publications, articles et thèses. Les spécialistes se sont rendu compte que le lancement auprès des vétérinaires des vaccins antirabiques à virus désactivé et des vaccins destinés à protéger les animaux du virus de la leucémie féline

(FeLV), adjuvés à l'aluminium, a précédé l'augmentation de l'incidence du sarcome félin[68].

Compte tenu des caractéristiques de ces tumeurs présentes aux sites habituels d'injection, l'Association américaine des praticiens félins[69], a recommandé et ce, dès 1994, d'injecter une seule souche par site, et donc d'éviter les combinaisons de vaccins, et d'utiliser préférentiellement des vaccins non adjuvés et ne contenant pas de sels d'aluminium[70].

Pourquoi une telle différence entre les recommandations relatives à la vaccination humaine et animale ? D'autant que, depuis plusieurs années, de nombreuses études pointent du doigt le lien entre certaines pathologies et ce neurotoxique présent dans les vaccins...

Vaccin contre l'hépatite B, sclérose en plaques et autres maladies

Les scientifiques de l'université de Keele ont observé, chez les patients atteints de sclérose en plaques (SEP), une excrétion urinaire d'aluminium très élevée (jusqu'à 40 fois le niveau de contrôle[71]). La recherche suggère que les personnes atteintes de SEP ont une charge

---

68. Shane (Ryan), *Feline Post-Vaccinal Sarcoma – A Literature Review*, Singapore Veterinary Journal (22:65-73), 1998.

69. American Association of Feline Practitioners (AAFP).

70. Perrot (Thomas, Jean-Michel), *Le complexe fibrosarcome félin : potentiel d'implication des injections vaccinales adjuvées, non adjuvées. Étude préliminaire de deux vaccins.* Thèse pour le doctorat vétérinaire, soutenue à la faculté de médecine de Créteil, avril 2005.

71. L'excrétion urinaire de fer était également significativement plus élevée dans cette maladie et plus particulièrement dans sa forme progressive secondaire.

corporelle d'aluminium plus importante et que l'excrétion urinaire en aluminium est liée aux changements intervenant dans la phase rémittente-récurrente [72] de la maladie. « Si, comme on le croit actuellement, la sclérose en plaques est une maladie résultant de l'interaction entre l'environnement et les gènes de susceptibilité alors l'excrétion élevée d'aluminium indique que l'exposition à l'aluminium pourrait être considérée comme un facteur environnemental jusque-là méconnu de la SEP », précise le Pr Exley, qui a dirigé ces travaux [73].

Viennent alors à l'esprit les malades ayant développé une SEP « post-vaccinale ». L'étude d'Hernán [74], publiée en 2004 dans la revue américaine *Neurology*, met en effet en évidence que le risque d'être atteint de sclérose en plaques est 3,1 fois plus élevé trois ans après une vaccination contre l'hépatite B. Pour expliquer cette association statistiquement significative, les auteurs mettent notamment en cause l'excipient aluminique du vaccin [75].

---

72. La sclérose en plaques débute par une phase de poussées suivies de rémissions plus ou moins complètes : c'est la forme rémittente-récurrente de la maladie.

73. Exley (C.), Mamutse (G.), Korchazhkina (O.), Pye (E.), Strekopytov (S.), Polwart (A.), Hawkins (C.), "Elevated Urinary Excretion of Aluminium and Iron" in *Multiple Sclerosis,* 12(5), octobre 2006, p. 533-540. Voir également "Evidence of Link Between Exposure to Aluminium and Multiple Sclerosis", in *The Medical News,* 16 février 2006.

74. Hernán (M.A.), Jick (S.S.), Olek (M.J.), Jick (H.), "Recombinant Hepatitis B Vaccine and The Risk of Multiple Sclerosis: A Prospective Study", in *Neurology,* septembre 2004, vol. LXIII, nº 5, p. 838-842.

75. Vaccins contre l'hépatite B : résumé des débats de la commission nationale de pharmacovigilance du 21 septembre 2004, Afssaps.

Cependant, le Comité consultatif mondial sur la sécurité des vaccins de l'OMS, souhaitant mettre un terme à cette polémique et préserver ainsi les stratégies vaccinales en place, a conclu que les résultats d'Hernán étaient en désaccord avec ceux d'un certain nombre d'autres auteurs[76] et a estimé que les arguments présentés étaient insuffisants pour soutenir l'hypothèse d'une association entre vaccination contre l'hépatite B et la SEP[77]. Désaccord oui ! Mais si les résultats d'Hernán diffèrent de la majorité de ces autres études, c'est justement grâce à une plus longue durée d'observation (trois ans) après vaccination et une date index qui n'est pas celle du diagnostic de SEP, mais celle des premiers symptômes de SEP. Il est donc aisé de balayer d'un revers de manche les effets secondaires des vaccins en multipliant les études courtes qui ne peuvent pas démontrer grand-chose. D'ailleurs, l'Afssaps a même souligné le sérieux de ces travaux : « il s'agit d'une étude dont la méthodologie est correcte avec, en particulier, une détermination très soigneuse de la date des premiers symptômes pouvant potentiellement expliquer, en association avec l'utilisation d'une période de trois ans pour la comparaison des antécédents de vaccination, les résultats négatifs des études antérieures[78]. » En dépit des faits établis, l'avis des

76. À savoir Ascherio (2001), De Stefano (2003), Touze (2002), Sturkenbom (1999), Confavreux (2001), Zipp (1999), Sadovnick (2000).

77. Réponse à l'article de Hernán (M.A.) et al. intitulé « Vaccin hépatite B recombinant et risque de sclérose en plaques » et publié le 14 septembre 2004 dans la revue *Neurology*, Comité consultatif mondial sur la sécurité des vaccins de l'Organisation mondiale de la santé, septembre 2004.

78. *Idem*.

experts de l'OMS permit d'étouffer l'affaire, et la vaccination contre l'hépatite B put se poursuivre, sans provoquer trop de remous…

Bref, aujourd'hui, malgré des avis controversés, la piste de l'aluminium et de ses effets retard est donc susceptible d'ouvrir de nouvelles perspectives dans la compréhension de cette maladie.

Voici quatre schémas mettant en relation l'évolution des maladies auto-immunes, musculaires, rhumatologiques et des diabètes (I et II) avec les doses de vaccin contre l'hépatite B vendues. Le pic de doses de vaccins contre l'hépatite B entre 1994 et 1996 correspond à la campagne de vaccination contre l'hépatite B [79]. À leur lecture, on ne peut qu'être circonspect.

79. Chiffres des affections longue durée émanant de la caisse nationale d'assurance maladie des travailleurs salariés. Courbes réalisées par le Dr Le Houezec, pédiatre et conseiller médical du Réseau vaccin hépatite B, REVAHB.

Évolution du nombre de nouvelles maladies rhumatologiques prises en affections de longue durée (ALD) chaque année par la CNAMTS en France. Comparaison avec le nombre de doses vendues de vaccin contre l'HB

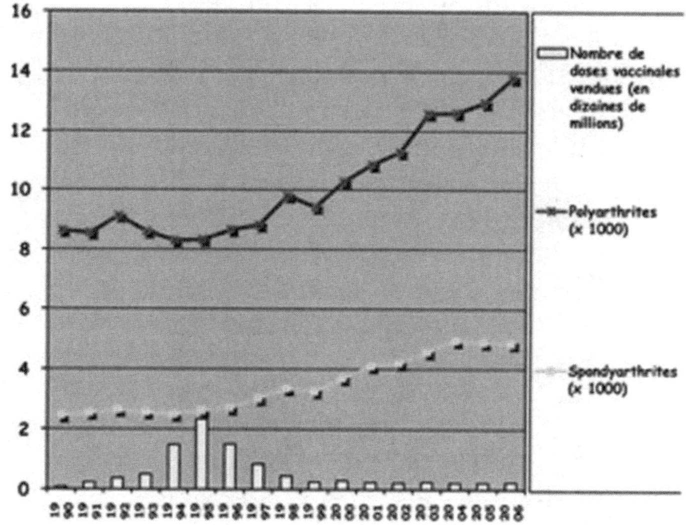

Évolution du nombre de nouvelles maladies auto-immunes (en milliers de cas) prises en affections de longue durée (ALD) chaque année par la CNAMTS en France. Comparaison avec le nombre annuel de doses vendues de vaccin contre l'HB

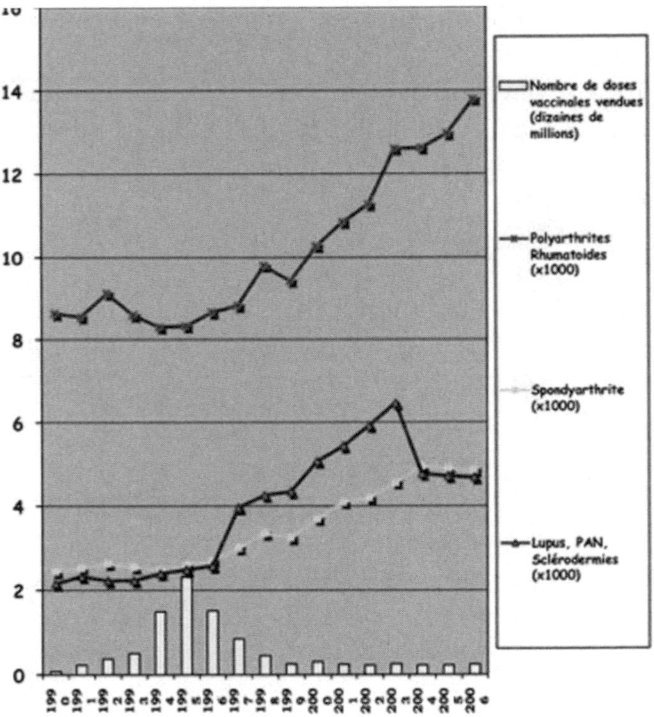

En 2009, dix cas de lupus érythémateux systémique liés au vaccin contre l'hépatite B ont été étudiés par des chercheurs israéliens. « Les médecins devraient être avertis de l'éventualité de cette association, de sa longue période de latence éventuelle et de ses présentations uniques, et être encouragés à signaler et à analyser de pareils cas », précisent les scientifiques [80].

D'autre part, on voit ici, en 2003, une chute de la courbe associant le nombre de malades atteints de lupus, de panartérite noueuse (PAN), et de sclérodermies. « Depuis la vaccination contre l'hépatite B, les formes associées à ce virus sont devenues rares passant de plus de 30 % à 10 % des cas », explique A.S. Korganow, du service d'Immunologie clinique de la faculté de médecine de Strasbourg. La baisse du nombre de malades atteints de PAN, suite à la vaccination, pourrait donc expliquer cette courbe descendante en 2003 [81].

---

80. AGMON-LEVIN (N.), ZAFRIR (Y.), PAZ (Z.), SHILTON (T.), ZANDMAN-GODDARD (G.), SHOENFELD (Y.), "Ten Cases of Systemic Lupus Erythematosus Related to Hepatitis B Vaccine", in *Lupus*, vol. XVIII, nº 13, 2009, p. 1192-1197.

81. KORGANOW (A.S.), MARTIN (T.), PASQUALI (J.L.), « Maladie de Horton & vascularites systémiques », service d'Immunologie clinique, Faculté de médecine service ULP Strasbourg, France, année 2002.

Évolution des maladies diabétiques (types I et II) prises en ALD (Affection de longue durée) chaque année par la CNAMTS en France

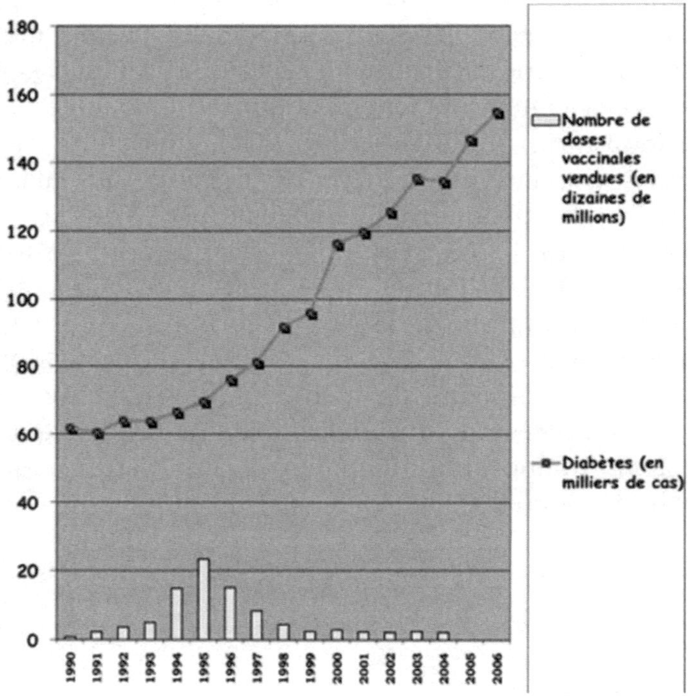

L'aluminium pourrait être impliqué dans le diabète, maladie grave, en constante augmentation. Dans les pays en développement, le nombre des diabétiques augmentera de 150 % ces vingt-cinq prochaines années et de plus en plus d'enfants sont touchés selon l'OMS. D'après une étude réalisée par Baydar, en 1996, « le chrome (Cr) est un oligo-élément qui semble être impliqué dans le métabolisme du glucose. D'un autre côté, il y a de grandes similitudes métaboliques et chimiques entre le chrome et l'aluminium (Al). Il semblerait que l'on puisse suggérer un mécanisme simple par lequel l'aluminium pourrait probablement contribuer à induire le diabète. Par conséquent, nous avons entrepris d'évaluer le ratio Al/Cr dans le plasma et les échantillons d'urine des diabétiques et des volontaires sains. Dans la présente étude, on a constaté que le taux chez les diabétiques est plus élevé que ceux du groupe contrôle[82]. »

82. Baydar (T.), Sahin (G.), Aydin (A.), Isimer (A.), Akalin (S.), Duru (S.), "Al/Cr Ratio in Plasma and Urine of Diabetics", in *Trace Elements and Electrolytes*, vol. XIII, 1996, p. 50-53.

Évolution des nouvelles maladies neurologiques prises en affections de longue durée chaque année par CNAMTS. Comparaison avec le nombre de doses vaccinales anti-HB

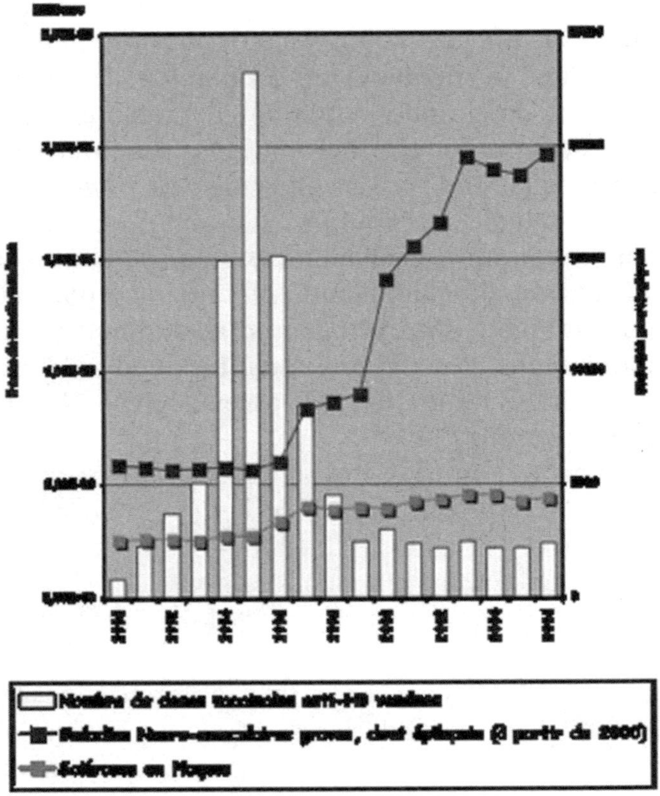

Si certains médecins expliquent l'augmentation du nombre de ces maladies grâce à des éléments de diagnostic mieux connus et à des outils de détection plus performants, d'autres y voient la probabilité d'un lien entre vaccination contre l'hépatite B et pathologies auto-immunes. Si ces chiffres n'apportent pas la preuve formelle de ce lien, elles invitent à la réflexion…

L'allergie au bout de la seringue

Une autre affection touche l'immunité : l'allergie. Chaque année, à l'occasion des journées nationales qui lui sont dédiées, on parle de l'explosion de ce phénomène, notamment dans les pays industrialisés. Et la présence d'aluminium dans nos vaccins aurait sa part de responsabilité.

Dans les années soixante-dix, le Pr Vassilev a démontré que les adjuvants à base d'aluminium, élément non constitutif du corps humain, suscitaient l'augmentation d'immunoglobulines E ou IgE [83], anticorps indésirables responsables de nombreuses allergies humaines.

Quelques années plus tard, en 1995, trois chercheurs suédois ont eux aussi démontré le lien entre la présence d'aluminium dans un rappel diphtérie-tétanos et une forte production d'immunoglobulines E (IgE) chez les 104 enfants qu'ils ont étudiés. « L'aluminium en tant qu'adjuvant aurait besoin d'être réévalué. Il semble nécessaire de s'interroger sur les croyances anciennes liées à l'utilisation de ces adjuvants, et de rechercher des alternatives à l'aluminium [84] », concluaient les scientifiques.

---

83. Vassilev (T.L.), "Aluminium Phosphate but Not Calcium Phosphate Stimulates The Specific IgE Response in Guinea Pigs to Tetanus Toxoid", in *Allergy*, 33, 1978, p. 155-159.

84. Mark (A.), Bjorsten (B.), Granström (M.), "Immunoglobulin E Responses to Diphtheria and Tetanus Toxoids after Booster with

Dans la même veine, une étude néo-zélandaise a comparé 1 265 enfants nés en 1977, vaccinés contre la diphtérie, la coqueluche, le tétanos et la polio, à 23 enfants non vaccinés. Avant l'âge de 10 ans, les enfants non vaccinés n'ont eu ni crises d'asthme, ni maladie allergique ; au contraire, chez les enfants vaccinés, 23,1 % ont eu des épisodes d'asthme et près d'un tiers a consulté pour une autre maladie allergique [85].

La production d'IgE, générée par les adjuvants aluminiques, est donc responsable de nombreuses allergies humaines, entraînant souvent de l'asthme [86]. En effet, on compte plus de 4 millions d'asthmatiques en France, causés par des allergies chez 70 à 80 % des adultes asthmatiques et chez 95 % des enfants atteints, selon une étude de l'association Asthme et Allergies, parue en 2010.

Reste néanmoins à comprendre le lien entre l'aluminium et la production d'IgE : « On ne connaît pas le mécanisme exact. Une chose est sûre : lorsqu'on veut déclencher une allergie chez des animaux pour une expérience médicale, on ajoute des sels d'aluminium à la substance que l'on veut tester, et ça marche [87] »,

---

Aluminium-Adsorbed and Fluid DT-Vaccines", in *Vaccine*, vol. XIII, nº 7, 1995, p. 669-673.

85. Kemp (T.), Pearce (N.), Fitzharris (P.), Crane (J.), Fergusson (D.), St George (I.), Wickens (K.), Beasley (R.), "Is Infant Immunization a Risk Factor for Childhood Asthma or Allergy?", in *Epidemiology*, novembre 1997, 8(6), p. 678-680.

86. Simpson (A.), Soderstrom (L.), Ahlstedt (S.), Murray (C.S.), Woodcock (A.), Custovic (A.), "IgE Antibody Quantification and the Probability of Wheeze in Preschool Children", in *The Journal of Allergy and Clinical Immunology*, 116, 2005, p. 744-749.

87. Lehnisch (Éric), « Vaccins allergisants », in *Que Choisir*, nº 360, mai 1999.

déclare le Pr Louis Léry, ancien chef des vaccinations à l'Institut Pasteur de Lyon. Déjà en 1987, il faisait part de son scepticisme envers les vaccins contenant de l'aluminium : « Si l'on vaccine contre la diphtérie, le tétanos, la polio, la coqueluche et l'hépatite B, l'ensemble représente tout de même 8 mg environ d'hydroxyde d'aluminium. Alors, qu'au moins, on ne vaccine pas les enfants allergiques avec ce type de vaccin[88] ». Ces conseils n'ont pas été entendus et, depuis vingt ans, les allergies sont en pleine expansion. À titre d'exemple, aujourd'hui près de 30 % de la population est atteinte d'allergies respiratoires, contre 3,8 % en 1968…

Étonnant donc de constater que l'adjuvant aluminique n'a été que très peu évalué à court terme et pas du tout à long terme. Aucune norme n'existe relative à son utilisation ; juste des recommandations, fondées sur l'efficacité des vaccins, et non sur leur sécurité. Seul argument en faveur de l'aluminium : « il est utilisé depuis plus de soixante-dix ans, son innocuité est donc prouvée » ! Cette affirmation péremptoire offre aux sels d'aluminium une armure redoutable.

Cependant, l'avenir et la science pourraient bien infirmer définitivement cette certitude.

En effet, alors que ne pèsent aujourd'hui que de fortes présomptions sur les pathologies évoquées dans ce chapitre, une maladie fait la différence : la myofasciite à macrophages, révélée en 1993, qui s'est invitée dans le paysage médical français tout d'abord, international

---

88. Arnold-Richez (Florence), « L'aluminium est-il toxique ? », in *Que Choisir*, mars 1987, nº 226.

ensuite. Elle met en évidence le lien entre l'aluminium des vaccins et certains symptômes graves et invalidants ayant des similitudes criantes avec le syndrome de fatigue chronique et celui de la guerre du Golfe.

Aujourd'hui, la recherche lève le voile sur ce qui commença comme un véritable *thriller* scientifique. Ces découvertes devraient avoir un impact réel sur la composition des vaccins à venir. Le cas échéant ? Cela signerait une faillite définitive de notre système de sécurité sanitaire.

CHAPITRE 4

QUAND LA MYOFASCIITE À MACROPHAGES SÈME LE TROUBLE...

« En 1996, j'ai été vaccinée contre l'hépatite B, raconte Patricia Baslé. À cette époque, Philippe Douste-Blazy, secrétaire d'État à la Santé, nous parlait d'un grave danger. *"Ce virus est un problème majeur de santé publique, plus de cent mille nouvelles contaminations surviennent chaque année dans le pays"*, lançait-il à la télé. Pour contrer ce virus, une grande campagne de vaccination a été organisée, relayée par la télévision, les journaux, les radios, incitant la population française à se protéger. Dans un dépliant, pris dans la salle d'attente de mon médecin, on pouvait lire : "*Le virus de l'hépatite B est cent fois plus contagieux que le sida, il tue plus de personnes en un jour que le sida en un an, soit 2 millions de décès par an dans le monde. C'est la deuxième cause de cancer après le tabac. Il se transmet par voie sexuelle, le sang, se trouve dans la sueur, la salive et les larmes.*" Ma mère avait contracté l'hépatite B. Aussi, en 1996, avec Georges, mon mari, nous avons sauté le pas. Ces arguments rendaient pour nous la vaccination évidente, j'aurais pu boire dans son verre, prendre sa fourchette par inadvertance... Cet argument relatif à la salive comme vecteur important de contamination sera finalement démenti par Bernard Kouchner, secrétaire d'État à la Santé, le

21 mars 1998, à l'occasion d'une conférence de presse. Trop tard… En janvier 1996, nous avons reçu une première injection, suivies de deux autres, en février et en octobre. Inquiétés par les arguments effrayants dispensés par notre ministre, nous avions agi comme il se devait. Et puis, je n'avais aucune envie d'attraper cette cochonnerie d'hépatite », poursuit Patricia.

Quelques mois plus tard, elle commence à ressentir des douleurs aiguës dans les bras, puis dans les jambes, une fatigue intense :

« Depuis quatorze ans, je fonctionne comme une pile qui se décharge très vite, explique Patricia, diagnostiquée pour une myofasciite à macrophages, maladie émergente liée à la présence d'aluminium dans le vaccin contre l'hépatite B notamment. En février 2000, une très violente crise d'épuisement m'a clouée au lit. Je ne parvenais plus à marcher, manger ou même parler. Depuis, mes muscles et mes articulations me font atrocement souffrir. Au bout de quelque temps, des problèmes d'élocution, et de mémoire se sont ajoutés, et s'accentuent au fil des années. Aujourd'hui, je n'ai plus que trois heures d'autonomie par jour. Mes après-midi se résument à de longues siestes, je tombe dans des sommeils profonds. Lorsque je suis en crise, je ne peux plus écrire sans faire de faute ou sans oublier des mots. Les gestes simples deviennent un calvaire : faire les lacets de mes chaussures, éplucher mes légumes, ouvrir une boîte de conserve, brosser mes dents est un supplice… J'ai cessé de conduire car je n'ai plus l'attention requise, j'oublie où je suis, ce que je fais. Comptable de profession, j'ai été contrainte d'abandonner mon travail en 2001. Aujourd'hui, à 54 ans, je vis comme une retraitée, comptant mon énergie, planifiant mes journées et tentant de gérer un corps profondément douloureux. »

Tout commence au début de l'année 1993. Des malades se plaignent de douleurs musculaires et articulaires intenses, de fatigue chronique invalidante, de troubles du sommeil...

En mai, le Dr Michelle Coquet, l'une des pionnières de la biopsie musculaire en France et neuropathologiste au CHU de Bordeaux, pratique une biopsie et prélève un échantillon de muscle afin de réaliser un examen au microscope sur une femme atteinte par ce curieux syndrome. Elle observe une altération des tissus, inconnue jusqu'alors en pathologie musculaire.

> « En vingt ans, se souvient-elle, je n'avais jamais vu une telle lésion musculaire. Elle était constituée par des amas de macrophages (globules blancs intervenant dans le processus immunitaire en englobant les substances étrangères, les absorbant et les digérant normalement en quelques semaines [89]). Ces macrophages renfermaient une substance inconnue, bien visible au microscope électronique sous forme de cristaux très noirs [90]. »

En décembre, la spécialiste bordelaise présente un échantillon de ce tissu à la Société scientifique française de neuropathologie à Paris. Cette découverte laisse les spécialistes perplexes : que font ces amas noirs au cœur des tissus et de quoi sont-ils constitués ?

---

89. Les macrophages, terme d'origine grec, signifie « gros mangeurs ». On les appelle familièrement les éboueurs de l'organisme.

90. BASLÉ (Patricia), « De l'aluminium vaccinal au cœur des muscles. Myofasciite à macrophages », in *Nexus*, nº 47, novembre-décembre 2006, p. 32-38.

Un mois plus tard, début 1994, à l'autre bout de la France, le Pr Romain Gherardi, chef du service d'histologie de l'hôpital Henri-Mondor de Créteil, dans le Val-de-Marne, également membre du Groupe d'étude et de recherche sur le muscle et le nerf (GERMEN) est lui aussi confronté à un cas similaire. Mois après mois, à Marseille, à Dijon, à Nantes, à Bordeaux, à Créteil, à Paris, des biopsies [91] révèlent les mêmes lésions, de plus en plus fréquentes.

Enquête en terre inconnue

L'Association française contre les myopathies (AFM) se saisit de l'affaire et réunit les plus grands myopathologistes français ayant observé ces cas : les P^rs^ Michel Fardeau de l'hôpital de la Salpêtrière, Romain Gherardi du CHU de Créteil, Jean-François Pellissier du CHU de Marseille, Jean-Marie Mussini du CHU de Nantes et le Dr Michelle Coquet du CHU de Bordeaux, notamment.

Face à l'augmentation du nombre de cas suite à la campagne de vaccination contre l'hépatite B, un groupe de travail est même créé en 1996, à la demande de l'AFM, par le Pr Patrick Chérin, clinicien en médecine interne à la Pitié-Salpêtrière : le Groupe de recherche sur les maladies musculaires acquises et dysimmunitaires (Germmad).

Le nom barbare de « myofasciite à macrophages », proposé par le Pr Gherardi, est accepté par le groupe

91. La biopsie, prélèvement d'un bout de muscles au niveau du deltoïde (épaule), est le seul élément de diagnostic fiable permettant d'identifier cette anomalie dans les tissus.

pour qualifier cette maladie émergente[92] à laquelle se retrouvent confrontés des individus de 25 à 70 ans.

Si la nature des taches noires présentes dans les muscles n'est toujours pas connue, les spécialistes s'orientent néanmoins vers l'hypothèse d'une maladie d'origine virale, bactérienne ou toxique pour expliquer ce phénomène.

Ils entrent alors en contact avec le groupe du Dr Daniel Levy-Bruhl, responsable des maladies infectieuses à l'Institut de veille sanitaire (InVS).

Aussi, en mars 1998, l'InVS en collaboration avec les membres du Germmad, débute une enquête épidémiologique ayant pour objectifs de décrire précisément les cas identifiés, proposer une définition de cas et générer des hypothèses quant à d'éventuels facteurs de risque de survenue de cette pathologie nouvelle[93]. Cinquante-trois patients atteints de myofasciite à macrophages vont ainsi être minutieusement interrogés.

Une découverte inattendue : des cristaux d'hydroxyde d'aluminium dans les cellules...

Dans le même temps, le Dr Michelle Coquet, cinq ans après la découverte du premier cas, envoie un

92. *Myo* pour muscles ; *fascia*, pour l'enveloppe du muscle. Le suffixe *iite* désigne un phénomène inflammatoire du muscle et de son fascia. Et *macrophages*, car ce type cellulaire est le plus représenté dans la lésion.

93. Cette investigation exploratoire est une illustration de la réponse apportée par le nouveau système de veille sanitaire face à l'apparition d'un syndrome jusqu'alors non décrit ailleurs et de cause inconnue.

prélèvement à un de ses collègues au centre de recherche nucléaire du CNRS de Bordeaux-Gradignan Une intuition qui se révélera payante.

En effet, à force de pugnacité, en octobre 1998, la nature des cristaux est finalement découverte par le biophysicien bordelais Philippe Moretto, grâce à une technique spécifique.

Il s'agit d'hydroxyde d'aluminium.

Une découverte surprenante et inattendue pour les chercheurs ! Que vient donc faire l'aluminium dans les muscles ? Ce métal, l'un des rares éléments absents de l'organisme naturellement, serait-il issu d'une pollution environnementale, d'une intoxication liée aux modes de vies des patients ? On en absorbe dans l'eau, dans les aliments, il entre dans la composition de nombreux cosmétiques, des ustensiles de cuisine… « Nous avons été très surpris car l'aluminium, même s'il est un agent très répandu dans la nature, ne sert à rien dans les organismes vivants. Au contraire, les organismes vivants ont des stratégies très sophistiquées pour se défendre contre la pénétration du métal aluminium en leur sein », explique le Pr Gherardi. « Nous avons d'abord envisagé, chez ces patients, l'hypothèse d'une intoxication par l'aluminium. Au moyen de trois méthodes convergentes, nous avons cherché à confirmer la présence d'aluminium. Quand nous avons fait le dosage d'aluminium dans la lésion, la moyenne était de 584 µg/g, ce qui est énorme, alors que dans les muscles témoins de sujets sains, la quantité d'aluminium détectable était de 10 µg/g[94]. »

94. Assemblée nationale, Rapport d'information nº 3055, tome II, auditions, 3e partie (mars 2001, mai 2001).

Si les neuropathologistes connaissent peu l'aluminium, ils savent néanmoins que dans les années soixante-dix, une épidémie de « démences » a été signalée chez les insuffisants rénaux chroniques, comme nous l'avons vu précédemment. Ces patients, dyalisés, ont développé des troubles musculaires, articulaires et psychiques, finalement identifiés comme une encéphalopathie, avec des dépôts d'aluminium dans le cerveau. Ces malades souffraient d'une intoxication à l'aluminium. Suivant cette piste, le Pr Chérin et son équipe procédèrent à des dosages dans le sang et les urines qui ne révélèrent rien d'anormal. Il ne s'agissait donc pas d'une intoxication généralisée. Mais comment se fait-il que cet aluminium soit localisé dans le muscle de l'épaule ?

Après cinq années de tâtonnement, les réponses se font plus précises. Deux jours après avoir été informé de la nature des cristaux, le Pr Gherardi reçoit une encyclopédie d'immunologie, commandée quelque temps auparavant. Par curiosité, il cherche le terme *Aluminium* dans l'ouvrage. Et lit : « *compounds as adjuvant* ». « Je découvre ainsi qu'il existe plusieurs adjuvants vaccinaux à base d'aluminium. Parmi eux, seul l'hydroxyde d'aluminium pouvait correspondre aux cristaux retrouvés dans les lésions », raconte-t-il.

Chez la majorité des malades, la réaction inflammatoire avait été localisée dans le muscle de l'épaule chez l'adulte, et dans le muscle de la cuisse chez trois enfants. Le vaccin remplit toutes ces caractéristiques. Ils sont injectés en intramusculaire, au niveau du deltoïde chez l'adulte et dans le quadriceps chez l'enfant. Et, comme nous l'avons déjà montré plus haut, la majorité des vaccins combinés (tétanos, coqueluche, diphtérie, hépatite A et B...), contiennent un adjuvant d'hydroxyde d'aluminium. Les chercheurs, à l'initiative du Pr Gherardi, optent dès lors pour l'hypothèse d'une origine toxique locale.

Pour vérifier cette intuition, le Pr François-Jérôme Authier, lui aussi à l'hôpital Henri-Mondor de Créteil, injecte un vaccin contre l'hépatite B contenant un adjuvant aluminique à un rat. L'expérience permet de reproduire les lésions caractéristiques de la myofasciite à macrophages chez le modèle de laboratoire...

La piste du vaccin étant confirmée, les chercheurs se renseignent auprès d'une patiente : il apparaît dans son carnet de santé qu'elle a bel et bien été vaccinée avec le Genhevac B®, administré en trois injections.

Suite à cette première vérification, ils reprennent l'ensemble des dossiers médicaux des patients, leurs carnets de santé, et s'embarquent dans une minutieuse enquête interne. Ils constatent que 100 % des patients atteints de myofasciite à macrophages ont reçu une dose de vaccin contre l'hépatite B (86 %), l'hépatite A (19 %), ou le tétanos (58 %), en moyenne trois ans avant leur biopsie. Toutes contenaient un adjuvant aluminique. Et sur une série de 40 cas consécutifs, ils notent également que les signes cliniques surviennent en moyenne onze mois après la vaccination [95].

L'hypothèse se précise sur l'origine de cette mystérieuse maladie : la persistance de l'hydroxyde

95. Gherardi (R.K.), Coquet (M.), Cherin (P.), Belec (L.), Moretto (P.), Dreyfus (P.A.), Pellissier (J.F.), Chariot (P.), Authier (F.J.), "Macrophagic myofasciitis lesions assess long-term persistence of vaccine-derived aluminium hydroxide in muscle", in *Brain*, 124, 2001, p. 1821-1831.

d'aluminium des vaccins serait à l'origine de cette altération caractéristique des tissus musculaires.

Les chercheurs informent l'équipe de l'Institut national de veille sanitaire dont l'étude épidémiologique est en cours, et on ajoute au questionnaire des patients la liste des vaccins qu'ils ont préalablement reçus.

Remous à l'OMS

Rapidement, cette découverte fait le tour du petit monde médical. Les vaccins seraient à l'origine d'une nouvelle maladie, le monde à l'envers !

Le Comité consultatif mondial sur la sécurité des vaccins de l'Organisation mondiale de la santé organise une réunion à Genève, en septembre 1999 avec le Dr Coquet et les Prs Chérin et Gherardi, membres du Germmad ; le secrétariat d'État français à la Santé, le représentant de l'institut de veille sanitaire ; Daniel-Lévy Bruhl ; la représentante de l'Afssaps, Carmen Kreft-Jaïs ; et d'autres émissaires spécialisés dans le domaine des maladies neuromusculaires et de la vaccination venus des États-Unis, d'Afrique du Sud, d'Inde, d'Angleterre, d'Allemagne et de Suisse. Les intérêts des laboratoires pharmaceutiques sont également bien représentés : des membres des laboratoires GlaxoSmithKline, Aventis Pasteur, Pasteur-Mérieux, Sanofi et Merck Sharp & Dohme-Chibret (MSD) notamment assistent à la réunion.

« Nous sommes passés devant un véritable jury, explique le Dr Coquet. Il était composé de spécialistes de la vaccination et des plus grands pathologistes américains. La discussion fut assez dure et ils nous ont demandé de ne pas en divulguer la teneur[96]. » Les chercheurs devront signer à l'issue de cette première réunion une clause de confidentialité.

L'origine presque exclusivement française des cas sème tout d'abord le doute dans les rangs de l'OMS. Mais il s'avère que dans l'Hexagone, on effectue les prélèvements de muscle près des points d'injection des vaccins, ce qui permit la découverte de la myofasciite à macrophages. *A contrario*, dans les pays anglo-saxons, les biopsies sont pratiquées dans la jambe. De plus, 21 millions de Français ont été vaccinés contre l'hépatite B entre 1994 et 1998, ce qui ne fut pas le cas dans les autres pays, et expliquerait, mathématiquement les probabilités d'un plus grand nombre de syndromes post-vaccinaux.

Enfin, l'accroissement du nombre de cas observés en France au cours des dernières années peut s'expliquer « par le changement de la voie d'administration du vaccin, la voie intramusculaire étant désormais préférée à la voie sous-cutanée [NDLR : dans les années quatre-vingt-dix] », ajoute l'agence mondiale de santé publique. L'injection intramusculaire, plus immunogène, introduit en profondeur l'hydroxyde d'aluminium dans l'organisme. Et l'adoption de ce nouveau mode d'injection coïncide avec l'apparition des premiers cas de myofasciite à macrophages.

96. « Vaccins : l'aluminium sur la sellette », in *Que Choisir*, nº 407, septembre 2003.

Aucune étude n'a d'ailleurs été réalisée pour comprendre les conséquences éventuelles de ce nouveau mode de vaccination[97].

Fin 1999, les experts de l'OMS reconnaissent officiellement que la lésion locale qui caractérise la myofasciite à macrophages (MFM) pourrait être due à l'injection intramusculaire de vaccins contenant de l'aluminium. Ils retiennent l'hypothèse selon laquelle il existerait « un groupe de sujets chez lesquels l'élimination de l'aluminium présent dans le deltoïde se ferait difficilement ». Si l'OMS estime ces résultats insuffisants pour remettre en cause « les pratiques vaccinatoires (choix du vaccin, calendrier de vaccination, modes d'administration ou information) dans le cas de vaccins contenant de l'aluminium », elles les jugent suffisamment préoccupants pour « entreprendre des recherches afin d'évaluer les aspects cliniques, épidémiologiques, immunologiques et biologiques de cette pathologie[98] ». Et recommande à la France d'effectuer une étude épidémiologique en comparant des personnes ayant été biopsiées et présentant ou non une myofasciite.

Néanmoins, en juin 2000, lorsqu'une nouvelle réunion rassemble les mêmes acteurs, aucun fonds n'a été octroyé aux spécialistes de la maladie pour entreprendre les recherches complémentaires ! En dépit du manque de moyens, ils poursuivent malgré tout leurs investigations et

97. Un petit tour par Pubmed, site qui recense toutes les parutions médicales suffit pour s'en rendre compte…

98. Relevé épidémiologique hebdomadaire du 15 octobre 1999, OMS.

confirment par une nouvelle étude que l'aluminium entraîne une réaction anormale chez les patients[99].

Quatre ans plus tard, début 2004, l'OMS affirme que la myofasciite à macrophages n'est pas liée à la persistance de l'aluminium vaccinal dans les muscles. Paradoxalement, en juillet 2004, rappelez-vous, l'Organisation s'inquiète de l'effet des adjuvants sur l'organisme : « L'innocuité des adjuvants est un domaine important et négligé. Dans la mesure où les adjuvants ont leurs propres propriétés pharmacologiques, susceptibles de modifier l'immunogénicité et la sécurité des vaccins, l'évaluation de leur innocuité est indispensable[100]. »

Surprenant ! D'un côté, le Comité consultatif mondial de la sécurité vaccinale (GACVS) nie en bloc les effets de l'aluminium ; de l'autre, il attire l'attention sur l'urgence d'évaluer l'innocuité des adjuvants ! Discours pour le moins ambivalent. D'autant que, là encore, aucun moyen n'est octroyé aux chercheurs ! Comment dans ces conditions obtenir des réponses ? Ne pas financer la recherche est le meilleur moyen pour ne pas la voir aboutir.

---

99. Cherin (P.), Authier (F.J.), Gherardi (R.K.), Romero (N.), Laforet (P.), Eymard (B.), Herson (S.), Caillat-Vigneron (N.), "Gallium-67 Scintigraphy in Macrophagic Myofasciitis", in *Arthritis and Rheumatism*, 43, 2000, p. 1520-1526.

100. Weekly Epidemiological Record – Relevé épidémiologique hebdomadaire 16 july 2004, 79th year / 16 juillet 2004, 79e année, no 29, 2004, 79, p. 265–272, http://www.who.int/wer/2004/wer7929.

L'agence française de sécurité sanitaire se saisit du dossier... mais rechigne à donner les (vraies) conclusions

Entre-temps, début 2002, l'Agence française de sécurité sanitaire et des produits de santé (Afssaps) s'est saisie du dossier « Myo ». L'InVS lui a transmis en 2001 sa base de données et ses premières conclusions : « entre 94 % et 100 %[101] des patients avaient reçu au moins une injection de vaccin contenant de l'aluminium, dans les dix années précédant la biopsie. Ceci va dans le sens d'une association entre présence d'aluminium dans la lésion histologique et injections de vaccins contenant de l'aluminium[102] ».

En février 2002, soit trois ans après les recommandations de l'OMS, l'Afssaps lance donc son étude épidémiologique. Vingt-six malades atteints de myofasciite à macrophages vont être comparés à 96 témoins pour lesquels une biopsie réalisée dans les mêmes conditions ne montrait pas la présence de la lésion. L'étude vise à répondre à trois questions : la lésion de la myofasciite à macrophages est-elle liée aux antécédents de vaccination contenant un adjuvant aluminique ? Existe-t-il une description clinique caractéristique pour cette maladie ? Peut-on établir un lien entre la lésion de la myofasciite à macrophages et un syndrome clinique spécifique ?

101. Cette incertitude du nombre s'explique par le fait que tous les malades ont bien été vaccinés mais que 6 % n'ont pas pu en apporter la preuve formelle (perte du carnet de santé, des documents de vaccination...).

102. L'InVS, en collaboration avec le Germmad, *Myofasciite à macrophages, rapport d'investigation exploratoire*, mars 2001.

Les enjeux d'une telle étude sont capitaux pour l'industrie, et pourraient entraîner la modification de la composition des vaccins : « Si demain, ce produit est considéré comme à risque, ce sont toutes les vaccinations dans toutes les régions du monde qui seraient remises en cause [103] », prévenait déjà le Dr Anne Castot, de l'Afssaps.

Environ un an plus tard, les résultats de cette étude sont prêts, mais restent confidentiels. Chercheurs et malades peinent à comprendre ce silence. Si bien qu'en avril 2004, un article intitulé *Vaccin anti-hépatite B : le rapport qu'on nous cache,* paraît sous la plume de Régis Pluchet [104], semant le trouble dans les rangs de l'Afssaps. « Selon nos informations, écrit le journaliste, deux réunions ont eu lieu fin 2003 pour présenter les résultats à une commission d'experts. Mais certains membres de cette commission qui ont des liens d'intérêt avec les fabricants de vaccins essaient d'empêcher la publication de résultats qui dérangent ces laboratoires. Depuis, alors que tout est prêt, c'est le silence complet. Contactée au début du mois d'avril, l'Afssaps répond par son attachée de presse qu'aucune date n'est prévue. Annie Fourrier refuse de parler de son travail : "L'étude appartient à l'Agence et je ne peux donc commenter des résultats qui n'ont pas été publiés." Outre le service qu'elle rend au lobby des vaccins, la non-publication pénalise lourdement les malades. »

---

103. Huet (Bruno), « Vaccination contre la méningite : un risque et des bénéfices », in *La Dépêche,* le 16 octobre 2002.

104. Pluchet (Régis), « Vaccin anti-hépatite B : le rapport qu'on nous cache », in *Alternative Santé – L'Impatient,* n° 310, avril 2004.

Contrainte de sortir du bois, l'Afssaps rend donc public son rapport quelques jours après la parution de cet article et présente ses conclusions à la presse le 6 mai. Il faut savoir que si l'étude a été réalisée par une équipe d'épidémiologistes, à laquelle a été associé le Germmad, une fois le travail achevé, le conseil scientifique de l'Afssaps, constitué d'experts, a repris leur rapport pour en tirer la « quintessence » et produire ses propres conclusions... C'est donc le Pr Alain Grimfeld, président de ce conseil, qui rend son avis définitif devant les journalistes.

Au micro, il reconnaît que « l'association entre l'entité histologique myofasciite à macrophages sur le site musculaire classiquement choisi pour la vaccination et l'administration de vaccins contenant un adjuvant aluminique est hautement probable », mais conclut qu'en « l'état actuel des connaissances, le conseil scientifique de l'Afssaps considère qu'aucun syndrome clinique spécifique n'est retrouvé associé à la vaccination avec des vaccins contenant un adjuvant aluminique ».

Une conclusion qui empêche de fait la mise en place du principe de précaution, qui aurait dû, ici s'appliquer. « Contrairement à ce qu'affirme le conseil scientifique, l'étude montre que les patients ont un "syndrome de fatigue chronique[105]" (SFC), qu'on ne retrouve pas dans le groupe témoin. Le SFC est clairement défini par

105. Selon le rapport d'étude d'octobre 2003 sur l'étude épidémiologique exploratoire de la myofasciite à macrophages du centre hospitalier et universitaire de Bordeaux (département de pharmacologie), la fatigue est le symptôme cité le plus fréquemment par les patients atteints (53,9 % chez les cas *versus* 21,9 % chez les témoins), p. 29.

l'OMS et constitue un syndrome clinique spécifique ! » s'insurge le Pr Chérin, qui a participé à cette étude.

Le conseil scientifique persévère néanmoins dans sa position, considérant qu'« il n'y a pas à remettre en cause la balance bénéfice-risque des vaccins contenant un adjuvant aluminique » et « ne recommande pas, à ce jour, la réalisation de nouvelles études épidémiologiques ». Bref, circulez, y a rien à voir.

Ces affirmations suscitent un tollé dans la salle… « L'avis ne reflète pas le contenu de l'étude, il serait inacceptable de s'arrêter là », conteste le Pr Romain Gherardi, estomaqué. « Pour nous, le scénario est clair : la myofasciite à macrophages est une complication des vaccins à base d'aluminium qui survient sur des terrains immunitaires particuliers d'origine génétique ou liés à l'âge. Les études nécessaires, on sait les faire, on peut avoir les résultats en un an, c'est un problème de budget[106]. »

En effet, à l'issue de cette étude, on pouvait aisément imaginer, enfin, le financement des recherches complémentaires, d'investigations médicales et épidémiologiques destinées à comprendre cette pathologie, qui menace toujours les futures personnes vaccinées et les enfants. Le rapport le préconise d'ailleurs : « Il est important de souligner que cette étude ne peut pas permettre de conclure quant à l'association entre la vaccination et l'existence d'une maladie en relation avec la lésion. Pour qu'une telle association puisse être étudiée de façon valable, il serait nécessaire que soient comparés des cas et des témoins

106. Cabut (Sandrine), « L'innocuité des vaccins à l'aluminium discutée », in *Libération*, 7 mai 2004.

en appliquant pour la sélection des cas une définition préétablie de la maladie [107]. »

Les journalistes eux-mêmes – TF1, *Le Parisien, L'Alternative santé, Le Figaro, Que Choisir, Le Progrès*... – interpellent les représentants du conseil. L'Afssaps fait face à un mur de contestations. Une journaliste « vétérinaire » intervient : « Savez-vous qu'aux États-Unis, il est demandé aux vétérinaires de vacciner les animaux dans les cuisses, afin de pouvoir les amputer s'il déclenche un sarcome, notamment pour les félins [108] ? » Silence dans les rangs de l'Afssaps.

Pour les spécialistes et les associations, « c'est une mascarade », comme l'écrit Éric Giacometti le 10 mai 2004 dans les colonnes du *Parisien*. « Non seulement l'aluminium a bien un rôle dans cette maladie, mais en plus les conclusions ne vont pas dans le sens de l'étude qui ouvre la porte à de nouvelles enquêtes », explique stupéfait le Pr Chérin. De son côté, la présidente de l'association des malades (E3M), Patricia Baslé, remet en cause la façon dont l'Afssaps a mené son enquête : « Ils enterrent l'affaire. Ils n'ont interrogé que 26 malades par téléphone alors qu'il en existe plusieurs centaines qui souffrent et sont en invalidité. »

Cependant, si les chercheurs et les associations ont la certitude de voir leur travail et leur combat sapés, de leur côté, les fabricants de vaccins s'estiment très satisfaits des conclusions du Pr Grimfeld et du conseil scientifique : « Il faut tenir compte d'une réalité

107. Afssaps, *Étude épidémiologique exploratoire de la myofasciite à macrophages*, Rapport d'étude, octobre 2003, p. 49.
108. Propos rapportés par les personnes présentes.

industrielle, le remplacement de l'aluminium des vaccins aurait coûté plusieurs dizaines de millions d'euros pour changer les lignes de fabrication[109] », n'hésite d'ailleurs pas à faire remarquer un expert.

Les intérêts économiques ont-ils pris définitivement le pas sur les enjeux de santé publique ? Et que dire de l'apparente « indépendance » de certains experts, dont la proximité avec des laboratoires ne fait hélas aucun doute... Selon de Pr Chérin, « dans le rapport produit par les spécialistes, dont je faisais partie, quasiment tous les malades présentaient une anomalie biologique, en faveur d'une maladie organique. De plus, tous les malades ont été vaccinés avec un adjuvant aluminique et présentent cette biopsie musculaire très particulière. Il y avait donc matière à aller plus loin. Malheureusement, certains des membres constituant le conseil scientifique n'étaient pas si indépendants que cela. Deux d'entre eux ont été particulièrement virulents, et ont demandé à changer les conclusions. Les autres ont suivi. Si cette conclusion avait été plus directive, elle aurait remis en cause notamment la vaccination contre l'hépatite B avec cet adjuvant ». On ne peut être plus clair ! Il est très important de garder à l'esprit que les conclusions d'une telle étude étaient susceptibles de remettre en cause la composition des vaccins et leurs modes d'administration, et de porter de fait un coup particulièrement préjudiciable aux stratégies vaccinales mises en place, et du même coup, aux intérêts économiques des laboratoires.

---

109. Giacometti (Éric), « Vaccins : nouvelle polémique autour d'effets nocifs », in *Le Parisien*, 10 mai 2004.

Les articles de presse relatant ces conclusions sont sévères, mettant l'Agence française de sécurité sanitaire et des produits de santé face à ces contradictions. Aussi, le lendemain, un nouveau communiqué paraît, nettement moins affirmatif que le premier :

> « Compte tenu des conclusions du conseil scientifique, l'Afssaps n'envisage pas, à ce stade, d'engager de nouvelles études épidémiologiques.
>
> Néanmoins, il est souhaitable que la connaissance clinique progresse pour améliorer la caractérisation clinique des symptômes décrits par les patients et de l'éventuel syndrome qu'ils pourraient constituer ainsi que pour approfondir la recherche des causes.
>
> De manière générale, l'Afssaps entend maintenir une veille active sur les risques potentiels liés à l'usage d'aluminium, notamment dans les produits de santé. Dans ce cadre, le directeur général saisira ses homologues de l'Agence française de sécurité sanitaire des aliments (Afssa) et de l'Institut national de veille sanitaire (InVS) pour procéder à une nouvelle évaluation commune des risques potentiels liés à l'exposition de la population française à l'aluminium, faisant suite à celle rendue en avril 2002 à la demande de la direction générale de la santé, et publiée sur le site de l'InVS en novembre 2003. »

Le Pr Gherardi, qui a lui aussi participé à l'étude, est circonspect face à cette dernière communication de l'Agence. « Mon mécontentement vient de ce que l'Afssaps, instance de régulation, a, d'une part, instruit à charge contre nous le dossier, alors qu'il me semble qu'elle aurait dû garantir une expertise neutre. D'autre part, elle a fini par convenir de la nécessité de poursuivre les programmes d'investigation sans en définir les modalités. On peut avoir la plus grande suspicion sur le fait qu'elle va réellement le faire. »

Il affirme qu'il ne lui est plus possible de mener, faute de financement, d'études cliniques ou biologiques dans son laboratoire. « Nous savons aujourd'hui, et personne ne l'avait compris avant, que l'hydroxyde d'aluminium peut persister dans le système immunitaire pendant de très longues années après l'injection. À un moment ou un autre, il faudra se débarrasser d'un adjuvant aussi efficace au plan immunitaire et aussi persistant. » Quant aux conséquences, « on n'en connaît pas encore les limites exactes. L'hydroxyde persiste-t-il dans les ganglions de drainage, ce qui est probable ? Est-il capable d'induire des anomalies de la production des IgE, des lymphocytes B [NDLA : qui jouent un rôle essentiel dans l'immunité], de démarrer une auto-immunité ? On ne peut dire aujourd'hui si le risque sera limité au syndrome de fatigue chronique ou s'il est plus grave, plus conséquent [110]. »

Pendant ce temps, le nombre de malades ne cesse d'augmenter en France. On compte 600 malades dans l'Hexagone. Et la maladie dite franco-française est désormais diagnostiquée partout dans le monde. On retrouve des cas de myofasciites en Allemagne, en Angleterre, en Belgique, au Canada, en Corée, en Espagne, aux États-Unis (dont 2 enfants en Floride),

110. ARCHIMÈDE (Lydia), « Myofasciite à macrophages : l'avis de l'Afssaps est contesté », in *Le Quotidien du médecin*, 23 juin 2004.

en Irlande, en Israël (dont 6 enfants), en Italie (dont 2 enfants), au Portugal, en Russie, en Tunisie[111]...

« En France, il se diagnostique actuellement, en moyenne et au minimum cinq myofasciites à macrophages par semaine. Sachant que les malades se livrent à un vrai parcours du combattant pour arriver à la biopsie, expliquait Patricia Baslé, présidente de l'association d'entraide de malades atteints de myofasciite à macrophages[112], à l'occasion de la réunion internationale de consensus sur la vaccination contre le virus de l'hépatite B, en septembre 2003, avant d'ajouter :

> « Un nombre certain de malades présentant tous les symptômes de la myofasciite à macrophages (MFM) ne sont pas diagnostiqués pour plusieurs causes :
>
> – non-souvenance de l'endroit de l'injection du vaccin, du côté où il fut injecté ;
>
> – vaccinations faites ailleurs que dans le deltoïde ;
>
> – biopsie, elle-même, car il est difficile de tomber sur le point d'injection exact, même s'il s'agit du bon muscle.
>
> « Ces personnes non diagnostiquées vont grossir le nombre des "fibromyalgies", qui devient malheureusement la poubelle des cas non résolus », poursuivait-elle.
>
> « À la différence de la sclérose en plaques ou de toutes autres maladies suspectées, la myofasciite à macrophages

---

111. Aujourd'hui, la maladie est recensée dans 19 pays. « En dépit de l'augmentation du nombre de cas de MFM dans le monde entier, les diagnostics sont encore en dessous de la vérité », indique le docteur irlandais Aisling M. Ryan. (Ryan (A.M.), Bermingham (N.), Harrington (H.J.), Keohane (C.), "Atypical Presentation of Macrophagic Myofasciitis 10 Years Post Vaccination", in *Neuromuscular Disorders*, vol. XVI, Issue 12, 2006, p. 867-869.)

112. Association Entraide aux malades de myofasciite à macrophages (E3M), agréée par le ministère de la Santé. Pour plus d'informations : http://www.myofasciite.fr.

est la seule maladie où toutes les études vont dans le même sens. [...] Toutes montrent un lien statistique entre la MFM et les vaccins aluminiques. À l'inverse, aucune étude scientifique ne conteste ce lien. Il serait plus sage de reconnaître un effet secondaire lorsqu'il apparaît, même s'il est limité. Et ce, pour la crédibilité du message sur les bienfaits de la vaccination destiné à la population.

[...] J'ai attiré votre attention sur l'émergence catastrophique de cette nouvelle maladie qu'est la myofasciite à macrophages. Vous allez prendre des décisions importantes, dont vous serez responsables pour le futur. Il vous sera demandé des comptes chaque fois que sera diagnostiquée une nouvelle MFM, après l'application de vos recommandations, ou obligation de vaccination. »

En effet, si la science apporte les preuves irréfutables d'un lien entre aluminium vaccinal et maladies, il sera demandé des comptes, et les enjeux économiques ne pourront plus dès lors empêcher l'émergence d'un scandale sanitaire de grande ampleur. Mais combien de temps attendre ? Lors de cette même conférence, Annie Fourrier, qui fut responsable scientifique de l'étude de l'Afssaps sur la myofasciite à macrophages déclarait, qu'« en tout état de cause, la mise à disposition de vaccins sans adjuvant aluminique (qui ne semble pas techniquement insurmontable puisque c'est le cas pour certains vaccins, en particulier contre l'hépatite B) serait de nature à régler le problème [113]. » « On a retiré des médicaments, au nom du principe de précaution, sur la

---

113. FOURRIER (Annie) et BÉGAUD (Bernard), *Analyse des données disponibles sur le lien éventuel entre vaccination contre le VHB et les autres pathologies,* Réunion internationale de consensus, 10 et 11 septembre 2003.

base d'alertes semblables », renchérissait en substance Mme Costagliola, épidémiologiste [114].

Des recommandations soigneusement rangées dans le compte pertes et profits.

114. PLUCHET (Régis), « Vaccin anti-hépatite B : le rapport qu'on nous cache », in *Alternative Santé – L'Impatient*, nº 310, avril 2004.

Chapitre 5

Une politique de santé publique sous influence

« L'Afssaps ne souhaite pas remettre en cause la politique vaccinale déclenchée en 1994 par Philippe Douste-Blazy. Son conseil scientifique est manipulé par des experts qui ne sont pas indépendants. Son président, Alain Grimfeld, (qui, je le rappelle, est nommé par le ministère de la Santé. L'Afssaps n'est donc pas indépendante quoi qu'on en dise) m'a tenu des discours totalement discordants d'un mois à l'autre. Cela confirme les pressions dont nous sommes l'objet au sein même des hôpitaux de Paris », affirmait le Pr Chérin au journal *Le Progrès,* le 5 juillet 2004 [115].

Ces conclusions seraient-elles politiques ?

Petits arrangements entre amis

Un petit retour en arrière s'impose pour comprendre la colère du Pr Chérin.

Le 5 décembre 2003, le Pr Grimfeld, alors conseiller du ministre de la Santé Jean-François Mattei, l'a reçu en compagnie d'un autre spécialiste français de la

115. Cognat (Christine), « L'Afssaps critiquée pour son avis sur les vaccins aluminiques », in *Le Progrès,* 5 juillet 2004.

myofasciite, le Pr Romain Gherardi de l'hôpital Henri-Mondor de Créteil. Patricia Baslé, son mari et Suzette, membres de l'Association d'entraide aux malades atteints de myofasciite à macrophages (E3M) étaient également présents. Pendant plus de deux heures, le conseiller du ministre les a écoutés avant de qualifier l'étiologie aluminique de la myofasciite à macrophages de « véritable problème de santé publique ; ouvrir cela, c'est ouvrir la boîte de Pandore », a-t-il déclaré. « Effectivement, précise aujourd'hui le Pr Chérin, cette maladie remet en cause toute la notion de pharmacologie des vaccinations, en termes de recherche et d'innocuité depuis vingt ans. Et remet également en selle la notion de sclérose en plaques, en montrant que les vaccins sont susceptibles de générer des effets secondaires plusieurs années après. »

Deux mois après cette rencontre, le 21 février 2004, le Pr Grimfeld, qui s'était engagé à l'issue de cet entretien à faire remonter les informations relatives à la recherche et aux difficultés rencontrées par les malades au ministre de la Santé, fut nommé par ce dernier à la tête du conseil scientifique de l'Afssaps. En mai 2004, ayant rendu son avis, il niera avoir tenu ces propos au Pr Chérin, comme il niera toute implication de l'adjuvant aluminique dans les problèmes rencontrés par les malades [116] !

Lors de la conférence de presse de l'Afssaps, il a même conseillé à Patricia Baslé : « Battez-vous, mais laissez

116. Dans le même temps, le 17 février 2004, Philippe Duneton, médecin, est limogé de l'Afssaps, qu'il dirigeait depuis 1999 et Jean Marimbert, énarque et conseiller d'État depuis 1998, lui succède…

tomber l'aluminium ». Pire, il ira jusqu'à déclarer à un journaliste alsacien : « La conclusion actuelle, c'est qu'il n'y a pas de maladie myofasciite à macrophages (MFM) [117] »…

Pour bien comprendre le contexte dans lequel a été rendue cette conclusion, qui permit de ne pas appliquer le principe de précaution et de maintenir l'aluminium dans les vaccins, il faut là encore faire un petit bond dans le passé.

La publication de ces résultats a été reportée pendant de longs mois. Le 31 mars 2004, Jean-François Mattei cède son siège de ministre de la Santé à Philippe Douste-Blazy. En mai 2004 donc, quand les conclusions sortent, ce dernier est à nouveau le ministre de tutelle de l'Afssaps [118]. Cette nomination signe le grand retour de celui dont on connaît l'attachement aux laboratoires pharmaceutiques. On sait en effet que quelques années plus tôt, « une partie de la campagne législative de Douste-Blazy a été payée par les laboratoires Pierre Fabre et le SNIP (Syndicat national des industries pharmaceutiques), dont le président, également patron de SKB [NDLR : aujourd'hui GlaxoSmithKline], est une relation du secrétaire d'État [119]. » Des versements certes légaux, mais qui attestent d'une certaine proximité…

Déjà ministre de la Santé de 1993 à 1995, Philippe Douste-Blazy, promoteur de la vaste campagne

---

117. « Vaccin à adjuvant aluminique : l'avis des autorités sanitaires », in *Les Dernières Nouvelles d'Alsace*, 6 mai 2004.

118. Décret du 31 mars 2004 relatif à la composition du Gouvernement.

119. Giacometti (Éric), *La Santé publique en otage*, Albin Michel, 2001.

en faveur de la vaccination contre l'hépatite B de l'époque, a été mis en cause en 2002 dans un rapport commandé par la juge Marie-Odile Bertella-Geffroy, en charge de l'instruction du dossier sur les effets secondaires du vaccin contre l'hépatite B. Dans un article du *Figaro*, Marie-Christine Tabet précise que ce rapport d'expertise judiciaire

> « démontre que les pouvoirs publics ont soutenu une campagne de vaccination massive, dont le coût est estimé à plus de 10 milliards de francs (1,5 milliard d'euros), sans se doter d'outils de pharmacovigilance [120] fiables, qui auraient permis d'étudier les effets secondaires du médicament. Pour étayer sa démonstration, l'expert a eu accès à de nombreuses notes, procès-verbaux de réunions, publications, qui ont en partie été saisis lors de deux perquisitions, en avril dernier, au Centre de pharmacovigilance de Strasbourg et à l'Agence française de sécurité sanitaire des produits de santé. [...] Son constat est inquiétant : "Durant trois ans, et en dépit d'une exposition massive de la population française à un médicament suspecté, l'administration sanitaire française s'est contentée d'un simple système d'alerte." Une conclusion d'autant plus grave que, dans la documentation strasbourgeoise, l'expert a découvert un rapport de la direction générale de la santé (DGS) du 15 février 2002 selon lequel les vaccins anti-hépatite B auraient produit "la plus grande série d'effets indésirables recueillis en pharmacovigilance depuis sa naissance en 1974".

120. La pharmacovigilance a pour objet la surveillance du risque d'effet indésirable résultant de l'utilisation des médicaments et produits à usage humain.

« Appliquant avec enthousiasme le programme de vaccination de l'Organisation mondiale de la santé (OMS), la France et son ministre de la Santé de l'époque, Philippe Douste-Blazy, ont fait vacciner plus du tiers de la population française et presque tous les nouveau-nés entre 1994 et 1998, soit quelque 14 millions d'adultes et 7 millions d'enfants de moins de 15 ans. Collèges et lycées avaient été mis à contribution.

« Jusque-là, la vaccination contre l'hépatite B était obligatoire pour les seuls professionnels de santé et conseillée pour les personnes “à risque” (toxicomanes, homosexuels, hétérosexuels à partenaires multiples...).

« Dès 1995, cette vaste campagne est contestée : des informations de plus en plus précises sur les effets secondaires du vaccin parviennent au milieu médical. Mais l'administration persiste et maintient officiellement que le bénéfice du vaccin – la protection contre un virus grave pouvant entraîner des cancers du foie – est supérieur aux risques qu'il présente.

« Le rapport démonte ce raisonnement et affirme que, étant donné la faiblesse de l'endémie en France, cette politique a conduit à exposer des sujets sains à un danger inutile.

« [...] Dès novembre 1996, le procès-verbal d'une réunion du centre technique de vaccination fait pourtant apparaître les premiers doutes des autorités sanitaires. « Le risque d'être infecté par le virus de l'hépatite B dans notre pays est très faible », reconnaît la note.

« Dans un tel contexte, quels principes ont pu conduire politiques, experts et médecins à encourager la poursuite d'une telle frénésie de piqûres ? « On vaccinait à tour de bras », se souvient un pédiatre parisien. Et pour cause. En l'absence d'évaluations précises et indépendantes sur les effets secondaires, les deux labos qui produisent le vaccin

– Pasteur-Mérieux et Smithkline-Beecham – ont le champ libre. Et ils l'occupent [121]. [...] »

En 2004, Philippe Douste-Blazy souhaite-t-il vraiment voir émerger un scandale supplémentaire lié cette fois aux adjuvants aluminiques contenus notamment dans les vaccins contre l'hépatite B ? Selon plusieurs sources, l'avis conclusif rendu par le président du conseil scientifique Alain Grimfeld et affirmant qu'il n'y a pas lieu de poursuivre les recherches a transité par les bureaux du ministre de la Santé Philippe Douste-Blazy et a été corrigé trois fois avant d'être rendu public...

Conflits d'intérêts au sein des agences de santé publique

Il est clair que laboratoires et politiques jouent une partie décisive dans ce dossier. Aussi, on peut aisément se demander si les membres du conseil scientifique n'ont pas été « influencés » dans leurs décisions. En consultant le détail de la délibération, on découvre que 9 membres sur 20 présents le jour du vote de cet avis (13 personnes ayant des voix délibératives et 7 consultatives), membres, experts, rapporteurs ou personnes invitées présentent des liens d'intérêt direct ou indirect avec l'industrie pharmaceutique. Ainsi, la déclaration d'intérêts [122] du Pr Denis François est longue comme le bras : GlaxoSmithKline (GSK), Aventis

121. Tabet (Marie-Christine), « Vaccination contre l'hépatite B : l'État accusé de négligence », in *Le Figaro*, 14 novembre 2002.

122. Il s'agit d'une déclaration sur l'honneur des liens directs ou indirects avec les entreprises ou établissements produisant ou exploitant des produits de santé et des produits cosmétiques, les sociétés de conseil et les organismes professionnels intervenant dans

Pasteur, Chiron, Biomérieux[123]... Soit des liens déclarés avec les plus importants fabricants de vaccins. En effet, le GenHevacB® et l'HbVaxPro® sont produits par Sanofi Pasteur MSD Snc, et l'EngerixB®, l'Infanrix Hexa® et le Twinrix® par GlaxoSmithKline. Tous contiennent de l'hydroxyde d'aluminium !

Concernant les autres membres du conseil, encore faudrait-il que les déclarations soient dûment remplies. Ainsi, celle du président Alain Grimfeld n'est pas parvenue à l'Afssaps pour les années 1999, 2000 et 2001. Pour l'année 2004, il ne précise pas le nom des laboratoires pour lesquels il a réalisé des essais cliniques, ni les sociétés pour lesquelles il a donné des conférences. Il figurait pourtant, cette année-là, parmi les membres du comité d'organisation du 6e congrès international de pneumologie pédiatrique, sponsorisé par les plus grands laboratoires pharmaceutiques (Merck et GlaxoSmithKline notamment). Événement qu'il créa en 1994 et présida pendant plusieurs années. On sait aussi qu'il faisait partie en 1997 du conseil d'administration de l'association Asthme, financée notamment par le laboratoire Glaxo-Wellcome[124]. Et, depuis 2006, il préside et organise le congrès national d'Asthme & Allergies. « Tout ceci a été rendu possible grâce à l'aide logistique de l'Institut Pasteur, des éditions de Condé et le soutien des

ces secteurs. Un dossier ne peut être confié à un rapporteur qui n'aurait pas fait de déclaration d'intérêts. Les membres ou rapporteurs qui altèrent la vérité dans leur déclaration peuvent être poursuivis pour « faux et usage de faux ».

123. Déclaration d'intérêts des membres et des participants à la réunion du 5 mai 2004, Afssaps.

124. Glaxo-Wellcome fusionna en 2000 avec SmithKline Beecham pour donner naissance à GlaxoSmithKline.

laboratoires pharmaceutiques. Ensemble, ils ont contribué à la réussite de ce premier congrès », déclarait Alain Grimfeld dans un éditorial de *l'Officiel Santé*[125]. Les laboratoires GSK, Novartis, Sanofi-Aventis, Merck & Co., Inc entre autres financent ce congrès. Et qui sont les partenaires des Éditions de Condé ? Gsk, Sanofi Pasteur, Novartis, Merck & Co., Inc... Dans ces conditions, Alain Grimfeld est-il réellement un président de conseil scientifique indépendant ? Est-il objectivement en mesure de se prononcer, d'émettre des critiques sur des dossiers susceptibles de mettre en cause les sociétés qui financent les importants congrès qu'il préside et organise ? Peut-on aisément être juge et parti ? D'autant que ces informations précises ne figurent pas sur sa déclaration ! Peut-on accepter une telle « négligence » ? Mais pour l'Afssaps, il n'existe pas ici de conflit d'intérêts !

Une journaliste s'est d'ailleurs intéressée à la question de l'impartialité de l'Afssaps : « Sur les 429 membres inscrits en 1999 aux différentes commissions d'experts de l'Agence française de sécurité sanitaire des produits de santé (Afssaps) – maître d'œuvre de notre politique publique d'évaluation et de contrôle des médicaments – 334 déclaraient entretenir un lien direct ou indirect avec un laboratoire », pouvait-on lire en 2004 dans *L'Express*. « En clair, plus de 3 sur 4 travaillaient ou avaient déjà travaillé pour une firme pharmaceutique. Quant aux autres, rien ne garantit leur indépendance : obligatoire depuis peu, la “déclaration d'intérêts” des membres de l'Afssaps n'est soumise à aucun contrôle. “Le travail de l'agence est une

125. *Officiel Santé*, nº 37, mars-avril 2007.

comédie, tout est décidé en amont !" lâche un pharmacologue de renom, et ancien du sérail [126]. »

La législation est pourtant claire : « dans l'état actuel des textes réglementaires, les membres des conseils et commissions siégeant auprès de l'Agence ne peuvent prendre part aux délibérations et aux votes de ces instances s'ils ont un intérêt direct ou indirect à l'affaire examinée », nous dit le Code de santé publique (art. L.5323-4) [127].

Quid de la loi ? Jean Marimbert, directeur de l'Afssaps, affirmera dans un courrier adressé à l'association d'entraide aux malades atteints de myofasciite à macrophages que « toutes les garanties d'impartialité » ont été requises par le conseil pour traiter ce dossier impliquant les vaccins commercialisés par les laboratoires précédemment cités...

Des documents classés confidentiels par l'Afssaps

La saga se poursuit. L'Afssaps programme, en début d'année 2005, une nouvelle réunion, destinée à créer un nouveau conseil scientifique dont l'objectif est de poursuivre l'étude des risques potentiels liés à l'aluminium. Plusieurs suivront. Le tout dans le plus

---

126. Joly (Julie), « Le lobby des labos », in *L'Express*, 23 février 2004.

127. « Les autres personnes qui apportent leur concours aux instances scientifiques ou qui collaborent occasionnellement aux travaux de l'Agence (experts/rapporteurs) ne peuvent traiter une question dans laquelle elles auraient un intérêt direct ou indirect », (art. L.5323-4). Autrement dit, Denis François, faisant état d'intérêts directs avec l'industrie du vaccin, n'aurait pas du participer à ce vote. Or, il faut treize personnes pour que le quorum nécessaire au vote soit atteint ; sans son vote, le quorum n'était pas atteint ; le vote aurait donc du être invalidé.

grand secret. En fait, l'agence est dans une position ambiguë. Les résultats de l'étude épidémiologique justifient les poursuites des recherches, quand les conclusions rédigées par le conseil scientifique ferment définitivement le dossier « myo ». Face à cette situation schizophrénique, elle relance donc une seconde étude, sans pour autant démentir les conclusions de la précédente. Une façon de ménager la chèvre et le chou…

Voici l'extrait du compte rendu d'une de ces rencontres, intitulée Sécurité d'utilisation de l'aluminium dans les vaccins : données immuno-toxicologiques, daté du 1er juillet 2005, et classé « confidentiel, ne pas diffuser » :

Saint-Denis, le 1er juillet 2005

afssaps

Sécurité d'utilisation de l'aluminium dans les vaccins : données immuno-toxicologiques

Groupe ad hoc du 19 mai 2005,
Compte rendu de réunion
[…]

Introduction

La réunion du 12 janvier 2005 et le groupe de travail préclinique de la commission d'autorisation de mise sur le marché du 6 avril 2005 ont permis de faire un état des lieux sur l'implication de l'aluminium utilisé en tant qu'adjuvant vaccinal avec, d'une part, la formation d'une lésion histologique dénommée myofasciite à macrophages (MMF) et, d'autre part, la survenue d'un syndrome clinique défini notamment par un épuisement chronique et des arthromyalgies.

Définition du syndrome clinique

À ce jour, le syndrome clinique a été mis en évidence chez environ 300 personnes d'après l'association EMMM et environ 600 personnes selon les personnes présentes au groupe (approximativement 200 patients suivis par M. Gherardi et 200 suivis par M. Cherin, les 200 patients restants étant suivis dans d'autres centres, en France). Il s'agit d'une nouvelle entité clinique unique mise en évidence après 1994 et appartenant au domaine de la pathologie musculaire. Ce syndrome diffère du syndrome de fatigue chronique et de la fibromyalgie. Le groupe a retenu les critères cliniques et biologiques suivants pour définir le syndrome clinique :

– **critères cliniques :**

• épuisement chronique depuis plus de six mois (plus de 90 % des cas [128]) ;

• arthralgie (plus de la moitié des cas) ;

• myalgie (environ 90 % des cas) ;

• fatigabilité musculaire à l'effort ;

• absence de fibromyalgie ;

• absence d'amyotrophie ;

• troubles du sommeil (myoclonies nocturnes, syndrome des jambes lourdes) (environ la moitié des cas) ;

• modification de l'électroencéphalogramme durant la polysomnographie nocturne (mise en évidence par l'équipe du Dr Éric Konofal, centre du sommeil de la Pitié-Salpêtrière).

---

128. Gherardi (R.K.), Authier (F.J.), "Aluminium Inclusion Macrophagic Myofasciitis: a Recently Identified Condition", in *Immunology and Allergy Clinics of North America*, 23, 2003, p. 699-712.

– **critères biologiques (aucune valeur de concentration n'a été rapportée) :**

• profil inflammatoire : élévation des concentrations circulantes d'IL6 et d'IL1RA (≈ 40 % des cas) ;

• augmentation des CPK (≈ 25 % des cas) ;

• dysimmunité : auto-anticorps antinucléaires (≈ 30 % des cas), antiphospholipides (≈ 20 % des cas).

La symptomatologie musculaire ne correspond pas à un tableau précisément défini. Les myalgies sont souvent d'abord localisées puis diffuses, prédominantes aux membres inférieurs. Les arthralgies sont multiples mais leur localisation, leur chronologie et leurs signes d'accompagnements ne sont pas précisés. De plus, comme pour toute pathologie musculaire, la fréquence d'apparition des symptômes diffère au sein de la population présentant le syndrome. Certains des critères sont cependant liés, comme les troubles du sommeil et l'épuisement chronique.

Les experts ont noté que le syndrome clinique a été mis en évidence alors que les vaccins n'étaient plus administrés par voie sous-cutanée mais par voie intramusculaire (en général au niveau du deltoïde gauche).

[...]

Ces études seraient susceptibles de déterminer un lien de causalité entre l'aluminium vaccinal et la survenue d'un syndrome clinique chez des patients présentant un terrain particulier. Par la suite, si un lien de causalité entre l'exposition à l'aluminium vaccinal et la survenue d'un syndrome clinique est avéré, le dosage des biomarqueurs pourra amener à contre-indiquer les vaccins aluminiques chez certaines personnes.

En ce 1er juillet 2005, l'Afssaps reconnaît donc clairement la présence de syndromes cliniques justifiant la poursuite d'investigations complémentaires. Et entérine le fait que si le lien entre aluminium vaccinal et la survenue de syndrome est avéré, les vaccins à base l'aluminium deviendront contre-indiqués à certaines personnes. Cette information a-t-elle été diffusée ? Jamais. On laisse donc les usagers des vaccins dans l'ignorance. Comment savoir à cette heure si son enfant pourrait présenter un « terrain particulier » ? Comment les médecins peuvent-ils conseiller leurs patients s'ils ignorent les risques ? En 2010, l'étude n'a toujours pas débuté…

Fabienne Bartoli, adjointe au directeur de l'Afssaps, contactée le 22 juin 2010, explique qu'« aucune nouvelle étude épidémiologique portant sur la recherche de l'établissement d'un lien entre aluminium vaccinal, la lésion histologique de la myofasciite à macrophages et la survenue d'un syndrome clinique n'est menée par l'agence car les praticiens les plus en vue sur ce sujet, membres du Germmad et du groupe ad hoc mis en place en 2005, n'ont pas réussi à trouver à ce jour des syndromes cliniques qui permettraient de faire une étude cas-témoin. Elle seule serait capable d'évaluer un sur-risque potentiel. » Un comble !

« Plusieurs réunions ont eu lieu et le protocole d'étude était quasiment prêt », conteste le Pr Chérin, rappelons-le membre du Germmad et mandaté par l'Afssaps pour participer à ce groupe de travail. Mais depuis 2005, l'Agence n'a donné aucune suite. Nous sommes aujourd'hui toujours dans l'attente… » Une analyse partagée par le Pr Gherardi, participant lui aussi à ces réunions. Les chercheurs n'ont jamais été informés de l'abandon de cette étude !

Les explications de l'Afssaps sont fumeuses... D'autant que les documents reproduits ci-dessus attestent de l'existence d'un protocole d'étude déjà bien avancé. Les spécialistes du Germmad n'avaient qu'à le finaliser. L'Afssaps tient ici un double discours aux chercheurs et aux médias, et avance des arguments erronés pour justifier la non-poursuite de ce travail. Positions qui font obstacle, à nouveau, à la compréhension de cette maladie et des effets de l'aluminium sur la santé.

Vers une prédisposition génétique de la maladie

Dans ce document confidentiel, l'Afssaps fait état de personnes pouvant présenter un « terrain particulier ». Elle fait ici référence à une possible prédisposition génétique des malades. En effet, plusieurs cas de pathologie familiale ont été recensés.

Myriam, 43 ans, et sa fille Aurélie, 20 ans, sont toutes deux atteintes d'une myofasciite à macrophages depuis plusieurs années. « Pour beaucoup de médecins, nous avions un problème psychologique ! On nous a conseillé de suivre une psychothérapie. » Après quatre ans d'errance médicale, elles sont enfin diagnostiquées : « Un professeur de l'hôpital de Garches nous a parlé d'un problème post-vaccinal, ajoutant qu'il existerait une prédisposition génétique à cette pathologie », raconte Myriam. « Les premiers symptômes sont apparus quelques mois après que nous nous sommes fait vacciner contre l'hépatite B, en 1996. »

La maladie se manifeste pour Aurélie de manière aléatoire, elle peut être en fauteuil roulant, en béquilles, photophobe (ne supportant plus la lumière), aphone et depuis 2005, le haut de ses jambes est insensible.

« Nous sommes épuisées en permanence, précise Myriam. Pendant les crises, les douleurs peuvent s'étendre à tous les muscles et articulations en même temps. Notre mémoire est altérée. Divers traitements ont été essayés sans trop de succès, c'est une souffrance de tous les jours. »

Aurélie est prise en charge à 100 % par la sécurité sociale, elle est reconnue handicapée à 80 % à la CDES (Cotorep pour les enfants). Elle a un transport adapté pour se rendre à ses cours, un emploi du temps aménagé, et une auxiliaire de vie pour l'aider dans l'établissement.

> « Quand elle part en classe, elle peut revenir une heure après si une crise commence », raconte Myriam.
>
> « Quant à moi, j'étais très active mais petit à petit, j'ai dû abandonner toutes mes activités.
>
> « Depuis 2006, je n'ai plus que quatre heures d'autonomie, et pas plus d'une heure à suivre. Ensuite, je suis contrainte au repos. Faire une simple promenade est compliqué, car au bout de 200 mètres, mes jambes se bloquent et je ne peux plus avancer. À cela s'ajoutent les problèmes cognitifs, des pertes de mémoire, des difficultés pour finir mes phrases. J'ai du mal à me situer dans l'espace et je n'ai plus trop confiance en moi. L'autre jour, je faisais mes courses. J'avais oublié pourquoi j'étais là, à quoi servaient les sacs que j'avais dans les mains. J'ai eu très peur. Pour faire quoi que ce soit qui demande de l'attention, je dois prendre un médicament qui m'aide à rester éveillée. »

À l'instar de Myriam et Aurélie, les pathologies familiales ne sont pas rares. Des pistes sérieuses tendent à confirmer l'hypothèse d'une prédisposition génétique rendant une partie de la population sensible à la myofasciite à macrophages et à d'autres maladies auto-immunes associées (en effet, dans près d'un cas sur cinq, la myofasciite à macrophages est associée à une maladie auto-immune : sclérose en plaques, polyarthrite rhumatoïde, lupus…).

Une équipe de l'hôpital de La Conception à Marseille a mis en évidence un allèle commun aux malades, notamment à travers le cas de deux jumelles qui ont présenté, cinq ans après une vaccination contre l'hépatite B, des douleurs musculaires, associées au développement chez chacune d'entre elles d'une polyarthrite rhumatoïde et à la découverte de lésions de myofasciite à macrophages[129].

Le Pr Pellissier du CHU de Marseille a montré que 66 % des patients étudiés présentant une myofasciite à macrophages exprimaient l'allèle HLA-DR-BI-01 contre 16 % chez les sujets témoins[130]. Ce groupe HLA se retrouve déjà chez les sujets atteints d'une polyarthrite rhumatoïde. Cette découverte est capitale, car il s'agit là d'un marqueur génétique. Autrement dit, « la

---

129. Guis (S.), Mattei (J.P.), Nicoli (F.), Pellissier (J.F.), Kaplanski (G.), Figarella-Branger (D.), et al., "Identical Twins With Macrophagic Myofasciitis: Genetic Susceptibility and Triggering by Aluminic Vaccine Adjuvants?", in *Arthritis & Rheumatism,* 47, 2002, p. 543-545.

130. Guis (S.), Pellissier (J.F.), Nicoli (F.), Reviron (D.), Mattei (J.P.), Gherardi (R.K.), et al., "HLA-DRB1*01 and Macrophagic Myofasciitis", in *Arthritis &* Rheumatism, 46, 2002, p. 2535-2537 et Reviron (D.), Foutrier (C.), Guis (S.), Mercier (P.), Roudier (J.), "DRB1 Alleles in Polymyalgia Rheumatica and Rheumatoid Arthritis in Southern France", in *European Journal of Immunogenetics,* 28, 2001, p. 83-87.

vaccination aluminique pourrait donc, par le biais d'une stimulation non spécifique d'un système immunitaire déjà orienté, favoriser l'apparition de maladies auto-immunes sur un terrain prédisposé », explique Sandrine Guis, qui a participé à ces études [131]. Aussi, « les sujets porteurs de ce groupe HLA particulier ne devront pas être vaccinés », précise le Dr Michelle Coquet [132].

On rejoint ici les documents de l'Afssaps mis au secret ! Patients et médecins ont droit à cette information ! Mais, là encore, zéro subvention pour poursuivre les recherches. On en reste donc là, à l'orée d'une découverte capitale pour des millions de personnes.

Des résultats approfondis permettraient pourtant d'identifier plus précisément les populations à risque et de les protéger d'effets secondaires graves.

Des recommandations et des encouragements, mais pas de moyens...

Aucune subvention en fait n'est attribuée pour tout ce qui concerne de près ou de loin la recherche autour de l'aluminium vaccinal. Alors que tous les clignotants sont au rouge, aucun programme pertinent n'est ou n'a été financé par les instances de santé publique pour faire toute la lumière sur ce dossier.

> « Cette situation est anormale, commente le Pr Gherardi, quand on sait les moyens financiers dont

131. Guis (Sandrine), Roudier (Jean), « À propos de l'éditorial de Thomas Papo intitulé *Myofasciite à macrophages, entité localisée ou maladie systémique* », in *Joint Bone Spine*, 71(2), mars 2004, p. 164.

132. Coquet (Michelle), « La myofasciite à macrophages », in *Concours médical*, tome CXXIV-20, 25 mars 2002, p. 1393-1394.

dispose l'OMS. Il faut savoir que toutes les recherches menées depuis 2004 l'ont été exclusivement avec des moyens associatifs, ceux de l'association d'Entraide des malades atteints de myofasciite à macrophages (E3M) et de ses malades. L'Association française contre les myopathies a quant à elle participé à un programme de recherche. Aucun argent public n'a été utilisé. Ni l'Afssaps, ni l'InVS, après les études épidémiologiques, ni le CNRS, ni l'Inserm, ni l'OMS, ni l'Association nationale de recherche (ANR), ni les PHRC, (Programme hospitalier de recherches cliniques) n'ont accepté de financer nos travaux. Aucune des sources qui logiquement auraient dû non seulement doter, mais promouvoir des études dans cette direction n'ont voulu prendre en considération nos demandes. »

Ce n'est pas la qualité des recherches qui est en cause ici, mais bien le sujet. En effet, les autres études sont financées sans problème, le laboratoire de Créteil étant toujours bien noté.

Et pendant ce temps, on continue les campagnes de vaccination… en prenant soin d'éviter de parler de l'aluminium. Mais « l'absence de preuves n'est pas la preuve de l'absence »…

Ainsi, comme l'explique le Pr Gherardi : « S'agissant de l'hydroxyde d'aluminium, il faut rappeler qu'il s'agit d'un adjuvant introduit dans la pharmacopée en 1926. Le caractère ancien de cet adjuvant lui a permis de passer au travers de toutes les évaluations pharmacologiques. Il est probable qu'actuellement, il ne passerait pas le premier tour d'évaluation préclinique des vaccins ; mais du fait qu'il était utilisé depuis très longtemps, il était considéré comme relativement dénué d'effets secondaires [133]. » L'aluminium inoffensif ? Une fadaise, dont les agences de santé publique ont – sciemment ? – minoré l'impact sur notre santé.

Le déni officiel de la cause vaccinale laisse les malades désemparés

En attendant, la prise en charge des malades constitue toujours aujourd'hui un vaste problème. Pour les malades atteints de myofasciite à macrophages, l'avis rendu par l'Afssaps en 2004 fait toujours référence. Malgré leur handicap, ils ont les plus grandes difficultés à obtenir leur prise en charge par les organismes sociaux. Et pour les personnes vaccinées dans le cadre d'une obligation professionnelle, la reconnaissance en accident du travail est un véritable parcours du combattant.

Bernard est éboueur à la mairie de Paris. Il s'est plié à l'obligation vaccinale demandée pour l'exercice de sa profession. Il a reçu les trois injections du vaccin contre l'hépatite B en 1994. Dix mois plus tard, les premiers symptômes apparaissent : fatigue chronique, douleurs musculaires et articulaires, problèmes de mémoire…

En 2002, sa myofasciite à macrophages est diagnostiquée. Le médecin agréé du service médical de la Ville de Paris rend un avis favorable à la « prise en charge de la maladie contractée en service ». Mais, deux ans plus tard, le 2 juin 2004, le praticien revient sur cette décision, estimant qu'« en l'état actuel de la législation et compte tenu de l'évolution des connaissances médicales sur ce type de maladie »,

---

133. Assemblée nationale, rapport d'information n° 3055, tome II, auditions, 3e partie, mars 2001, mai 2001.

Bernard ne peut plus bénéficier d'une prise en charge au titre des accidents du travail. Son état relève désormais du congé maladie traditionnel. Il ne touchera plus que la moitié de son salaire, soit 650 euros contre 1 300 euros : « Cette décision me place, ainsi que ma famille, dans une situation financière très précaire. Nous risquons de perdre la maison et de ne plus pouvoir subvenir aux besoins de nos trois enfants. Comment allons-nous faire ? » s'interroge Bernard, pris dans une situation inextricable. « Je ne demande qu'un peu d'humanité pour me permettre de survivre à tout cela, en acceptant de reconnaître cette maladie, bien réelle, en accident du travail. »

Une employée de l'Assistance publique, reconnue accidentée du travail pour une myofasciite, apprendra également que sa maladie n'est plus reconnue comme conséquence de la vaccination. Plusieurs malades devront faire face à des décisions identiques.

En effet, dès juin 2004, faisant suite à l'avis de l'Afssaps, la direction de la Caisse nationale d'assurance-maladie, a demandé à tous les médecins conseils de ne plus prendre en charge à 100 % la myofasciite à macrophages, et de ne plus reconnaître l'accident du travail pour les personnels vaccinés obligatoirement [134].

« La reconnaissance était jusque-là difficile pour nous, elle se transforme en véritable parcours du combattant. Notre seule issue désormais : entamer des procédures devant les instances d'appel et les tribunaux de sécurité sociale. Une action longue, difficile et onéreuse pour des malades dont les ressources sont pour beaucoup très limitées. Beaucoup n'ont d'ailleurs

134. Lettre réseau, Sécurité sociale, juin 2004.

pas le courage d'affronter ce périlleux parcours judiciaire », explique Patricia Baslé.

Comment ces malades peuvent-ils assurer leur survie quotidienne ? Ils n'ont plus la capacité physique de travailler. Une étude interne à l'association d'entraide des malades atteints de myofasciite à macrophages (E3M) montre que, lors de l'apparition des symptômes, 93 % des malades avaient un emploi, 3 % ne travaillaient pas, 4 % étaient encore scolarisés. Or, depuis l'installation de la maladie : 78 % ne peuvent plus travailler, 18 % ont été obligés de réduire à un temps partiel leur activité, 4 % seulement ont pu garder un rythme équivalent (dont beaucoup sont nouvellement diagnostiqués) [135].

La loi précise pourtant qu'« est présumé accident du travail tout événement ou série d'événements survenus à des dates certaines par le fait ou l'occasion du travail, dont il est résulté une lésion corporelle, quelle que soit la date d'apparition de celle-ci [136] ».

Justice civile, justice militaire, deux poids, deux mesures

Mais certaines juridictions prennent en considération cet article de loi. Le tribunal administratif de Melun, en date du 16 septembre 2004, a condamné la mairie de Limeil-Brévannes, ainsi que l'État, dans le cadre d'une demande d'accident de travail par une employée ayant la myofasciite à macrophages. Le tribunal a déclaré l'État responsable des conséquences dommageables de la vaccination contre l'hépatite B que celle-ci avait subie

135. Étude E3M.
136. Art. L.411-1 du Code de la Sécurité sociale.

dans le cadre de ses fonctions. D'autres cas suivront et feront jurisprudence. Le dernier date de décembre 2009 :

> « M. Didier X., employé en qualité de conducteur receveur par une société de transport du Havre et y exerçant les fonctions de secouriste du travail, a été vacciné dans le cadre de cette activité contre l'hépatite B les 29 septembre 1998, 3 novembre 1998 et 22 juin 1999. Souffrant de lésions musculaires et de fatigue chronique, il a effectué en novembre 2003 une déclaration d'accident du travail. La CPAM a, par une décision annulant et remplaçant la précédente, refusé la prise en charge de l'accident au titre de la législation professionnelle au vu de l'avis de son médecin-conseil. Après mise en œuvre de la procédure d'expertise médicale technique, M. X a saisi la juridiction de sécurité sociale. La cour d'appel de Rouen a alors estimé que la myofasciite à macrophages et ses conséquences cliniques chez M. X devaient être prises en charge au titre de la législation sur les accidents du travail. Saisie d'un pourvoi, la Cour de cassation a rappelé, que "constitue un accident du travail un événement ou une série d'événements survenus à des dates certaines par le fait ou à l'occasion du travail, dont il est résulté une lésion corporelle, quelle que soit la date d'apparition de celle-ci". Par conséquent, les hauts magistrats ont considéré que la cour d'appel en a exactement déduit que la vaccination ayant été effectuée dans le cadre de l'emploi, la maladie consécutive à cette vaccination constitue un accident du travail et qu'en l'absence de preuve de la non-imputabilité au travail des lésions constatées, la myofasciite à macrophages et ses conséquences cliniques devaient donc être prises en charge au titre du risque professionnel [137]. »

137. Cass., 2e Civ., 10 décembre, nº 08-20539, in *Veille juridique sur les principales évolutions législatives, jurisprudentielles et doctrinales*

La justice a reconnu ici la myofasciite à macrophages comme la conséquence directe de la vaccination, pratiquée dans le cadre d'une obligation professionnelle et a ordonné à la Sécurité sociale de prendre en charge la victime au titre de l'accident du travail. Une décision confirmée par un arrêt de la Cour de cassation.

Mais la justice n'est pas la même pour tous.

Ainsi, Anthony[138], ancien militaire de carrière, parachutiste et spécialiste du déminage, 33 ans, se bat actuellement pour pouvoir vivre dignement. Il y a douze ans, il débutait son service militaire. Fin 1997, il doit s'envoler vers la Nouvelle-Calédonie pour quelques mois. Avant son départ, n'étant pas en mesure de produire son carnet de santé, il subit la batterie de vaccins exigée par l'armée : méningo A + C, tiphym, fièvre jaune, hépatite B et hépatite A. Il signale pourtant au médecin la sclérose en plaques dont souffre son père. Peu importe : en janvier 1999, il reçoit ses doses de rappel du vaccin contre l'hépatite B.

Dix mois plus tard, Anthony ressent d'intenses fourmillements dans les jambes, apparus sans cause identifiée et sa notation physique passe de 1 à 2, témoignant d'une baisse de forme évidente. Lorsqu'en août 2000 une paresthésie des membres inférieurs le cloue au lit pendant plus de deux mois, le diagnostic de sclérose en plaques (SEP) est énoncé. Il sera confirmé deux ans plus tard.

Quelques arrêts de travail le contraignent au repos avant un nouveau départ pour le Kosovo en mars 2002.

---

en droit de la santé, n° 90, période du 1er au 15 janvier 2010, Institut Droit et Santé, université Paris-Descartes.

138. Par souci d'anonymat, le prénom a été modifié.

Un mois plus tard, victime d'une seconde poussée de SEP, il est rapatrié d'urgence à l'hôpital de Marseille. Les médecins précisent qu'il s'agit d'une « pathologie *a priori* non liée au service » et enjoignent au malade de « faire une demande d'invalidité. » Le neurologue le classe en G = 3, c'est-à-dire inapte aux opérations extérieures.

À l'issue d'un énième arrêt de travail, il est muté à Bordeaux. « J'ai été mis au placard », raconte Anthony.

Asthénie, douleurs dorsales, musculaires, articulaires, essoufflement, difficulté à monter les escaliers, paresthésies se succèdent. En 2003, à la suite d'une expertise médicale réalisée pour le compte du ministère de la Défense, un docteur suspecte une myofasciite à macrophages, associée à sa sclérose en plaques. Mais, curieusement, aucune suite ne sera donnée : le professeur qui suit désormais Anthony évoque la biopsie sans jamais la prescrire par ordonnance, partant du principe qu'« il n'existe pas de traitements pour cette maladie, à quoi bon pratiquer l'examen. »

Le militaire se tourne donc vers un autre neurologue, consultant national des armées qui accédera à sa demande… en février 2005. Un mois plus tard, le diagnostic de myofasciite à macrophages est confirmé. De l'aluminium est retrouvé au niveau du point d'injection du vaccin. Cette même année, déclaré inapte, il engage une procédure auprès de la commission des pensions.

Quatre ans plus tard, nous sommes en train de discuter lorsque le facteur passe. Anthony récupère son courrier, dans lequel se trouve une lettre du ministère de la Défense, attendue depuis plusieurs jours. Alors qu'il la lit, peu à peu, la colère monte. Le ministère vient de refuser la demande de pension de Anthony :

« 1. Myofasciite à macrophages avec retentissement fonctionnel important, non imputable par défaut de preuve sans bénéfice de la présomption, militaire de carrière. 80 % d'invalidité : sans droit.

2. Syndrome dépressif réactionnel à la maladie somatique chronique (SEP). Non imputable au service par défaut de preuve sans bénéfice de la présomption, militaire de carrière. 20 % d'invalidité : sans droit. »

Anthony, marié et père de deux enfants, n'a donc aujourd'hui droit à rien, aucune indemnité ne lui est versée. Il attend d'être réformé pour infirmité et touchera à ce titre une retraite de l'armée anticipée, d'un montant proche de 700 euros.

Pourtant, lorsque l'on parcourt son dossier médical, volumineux, un document officiel interpelle. Il est mentionné, en petit et en italique, qu'il n'aurait pas dû être vacciné contre l'hépatite B, présentant dans sa famille un cas de sclérose en plaques…

Anthony raconte également cet entretien avec un professeur exerçant dans un hôpital des armées : « il m'a parlé de l'origine vaccinale de ma maladie, mais refusait de me le confirmer par écrit ». Un professeur, pourtant, a bien consigné par écrit le lien entre la vaccination et la maladie d'Anthony : le Pr Authier de l'hôpital Henri-Mondor, à Créteil.

Mais la commission de réforme n'en a pas tenu compte. La parole des plus éminents spécialistes de la myofasciite à macrophages a encore du mal à être audible. Une situation qui pénalise nombre de victimes de la myofasciite à macrophages et d'autres maladies auto-immunes contractées après une vaccination :

« Depuis que je suis malade, je suis un laissé pour compte. Dans l'armée, quand tout va bien, tout le monde est là, sinon il n'y a plus personne. Quand les sans-grade, les petits font une erreur, ils sont sanctionnés ; quand il s'agit des chefs, on couvre, on tait. Aujourd'hui, je me bats pour moi, ma famille et pour les autres. J'ai hâte que mon dossier soit clos, que je puisse vivre un peu plus normalement. Ça fait sept ans maintenant que je bataille. »

Y aurait-il deux justices en France, une justice militaire et une justice civile ?

Il est essentiel de souligner la formidable réussite médicale et scientifique que constituent les vaccins. Au même titre, pour plus de transparence, il est capital de reconnaître les effets secondaires de ces produits, injectés dans le cadre d'une obligation professionnelle (ou non).

Si l'on a ici pris le temps de comprendre les enjeux inhérents à la myofasciite, cette maladie n'est pas la seule à être liée à l'aluminium vaccinal : le syndrome de la guerre du Golfe et celui de fatigue chronique pourraient être les doigts d'une seule main. Une pathologie, plusieurs noms : c'est fort probable... Surprenant, n'est-ce pas ? Mais lisez plutôt la suite...

CHAPITRE 6

VERS UN SYNDROME DES ADJUVANTS ?

L'aluminium nous invite décidément au voyage, voyage au cœur d'une toxicité encore mal connue, mal comprise, s'insinuant dans des contrées insoupçonnées : des services pédiatriques à l'île de Guam, des rayons du supermarché au cœur d'un polar scientifique que l'on pourrait baptiser le « mystère myo »... Polar qui nous invite à présent à nous immiscer dans les coulisses du syndrome de la guerre du Golfe et du syndrome de fatigue chronique...

Syndrome de la guerre du Golfe et myofasciite à macrophages, même combat ?

Le nombre de militaires qui participèrent à la « guerre du Golfe » en 1991, compte tenu des relèves effectuées pendant le conflit, est important : 697 000 Américains, 53 000 Britanniques, 26 000 Français, 4 500 Canadiens, pour ne parler que des principaux contingents des pays occidentaux. « La victoire avait été obtenue proprement et sans bavure », nous disait-on. Néanmoins, après les événements, un certain nombre d'anciens combattants se mirent à se plaindre de symptômes physiques divers, de gravité et de caractéristiques variables, mais toujours invalidants et, comparant leur état avec celui d'avant leur participation à la guerre du Golfe, attribuèrent à celle-ci le développement de ces pathologies [139]. » Parmi eux, environ 175 000 soldats américains, 6 000 soldats britanniques, 300 canadiens et quelques dizaines de soldats français sont atteints de ce que l'on baptisa « syndrome de la guerre du Golfe », identifié dès 1992.

Les vétérans souffrent de douleurs musculaires et articulaires, de fatigue chronique, de perte de tonus, de troubles de la mémoire, de dépression, d'insomnie, de migraines, de confusion et de désorientation, d'étourdissement, de troubles du raisonnement [140]... Symptômes ressemblant étrangement à ceux de la myofasciite.

Une commission d'enquête parlementaire lève le voile

D'ailleurs, en 2001, lorsqu'une commission d'enquête parlementaire est initiée, dont l'objectif est d'éclaircir ce fameux « syndrome », le Pr Romain Gherardi, chef du service d'Histologie-Embryologie cytogénétique à l'hôpital Henri-Mondor de Créteil, accompagné par le Pr Authier, est auditionné. Pour lui, ce syndrome et la myofasciite à macrophages ne seraient qu'une seule et même maladie :

---

139. Rapport nº 2598, Assemblée nationale.

140. Rapport d'information nº 3055, 15 mai 2001, Assemblée nationale, déposé par la Commission de la défense nationale et des forces armées en conclusion des travaux d'une mission d'information sur les conditions d'engagement des militaires français ayant pu les exposer, au cours de la guerre du Golfe et des opérations conduites ultérieurement dans les Balkans, à des risques sanitaires spécifiques.

« […] La piste vaccinale est une des voies d'explication possibles du « syndrome de la guerre du Golfe ». La structure des symptômes des soldats, même si elle n'est pas spécifique de la guerre du Golfe et se constate dans d'autres conflits ou chez des militaires n'ayant pas été déployés sur le terrain, est néanmoins fondée sur un tripode associant une fatigue chronique, des douleurs musculaires et articulaires, et des troubles de l'humeur et de la cognition, c'est-à-dire des troubles du système nerveux central.

« Dans le cas du "syndrome de la guerre du Golfe", ces symptômes de fatigue, d'arthromyalgies et de troubles cognitifs sont habituellement apparus de façon retardée par rapport au conflit. La même constatation peut être faite dans le cas de la "myofasciite à macrophages" où, entre le moment de la vaccination et les premiers signes de maladie, s'écoulait un délai d'environ un an.

[…]

« [L]es Britanniques ont beaucoup travaillé sur l'épidémiologie et l'implication possible des vaccins. En particulier, le groupe de Hotopf et Wessely a montré, d'une part, une association faible entre le "syndrome de la guerre du Golfe" et le vaccin antitétanique, vaccin aluminique, et, d'autre part, une association forte entre le "syndrome de la guerre du Golfe" et des vaccinations multiples.

« Ces vaccinations multiples […] incluaient des vaccins de guerre dont, au tout premier rang desquels, le vaccin contre le charbon ("anthrax"). Le vaccin contre le charbon est un vaccin fortement adjuvanté en hydroxyde d'aluminium qui, en principe, fait l'objet de six injections [141]. Par comparaison, le vaccin anti-hépatite B comporte trois injections.

---

141. Une dose unique de ce vaccin contient 2,4 mg d'hydroxyde d'aluminium, soit 0,83 mg d'aluminium. Voir PETRIK (M.S.), WONG (M.C.), TABATA (R.C.), GARRY (R.F.) and SHAW (C.A.), "Aluminum

« Les six injections du vaccin contre le charbon doivent être réalisées sur un délai de dix-huit mois. Il se trouve que, très probablement, au moins une partie des militaires engagés ont bénéficié d'un calendrier vaccinal beaucoup plus resserré sur le terrain, dès lors que les troupes sous commandement américain ont décidé de passer à l'offensive [...].

« L'hypothèse que nous formulons est qu'il pourrait y avoir une similitude et un recoupement entre trois syndromes : le "syndrome de la guerre du Golfe" – à défaut de pouvoir le nommer autrement –, la "myofasciite à macrophages", dont on sait qu'elle est induite par les vaccins aluminiques, et le syndrome de fatigue chronique, susceptible d'apparaître à la suite d'épisodes infectieux.

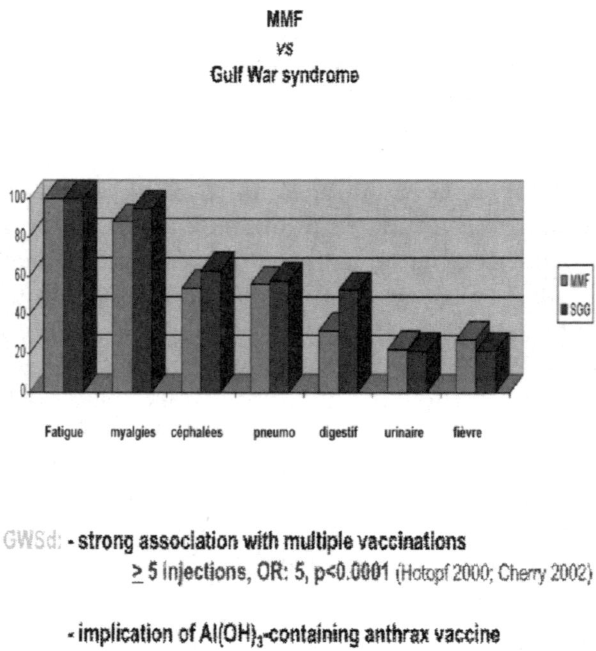

Adjuvant Linked to Gulf War Syndrome Induces Motor Neuron Death in Mice", in *NeuroMolecular Medicine*, 9(1), 2007, p. 83-100.

« Ce schéma montre la similitude des deux premiers syndromes. La première barre représente la “myofasciite à macrophages” ; la deuxième le “syndrome de la guerre du Golfe”, lorsque l’on prend la série publiée par Coker en 1999, sur les 1 000 premiers vétérans britanniques. Comme vous pouvez le constater, il existe une structure des symptômes extrêmement semblable entre le “syndrome de la guerre du Golfe” et celui de la “myofasciite à macrophages”.

« Je dois néanmoins souligner que nous avons ici omis les troubles cognitifs car ils n’ont pas été strictement analysés dans notre série ; par conséquent, nous n’avons pu les introduire. Toutefois, avec le recul, on constate que ces troubles cognitifs sont relativement fréquents parmi les “myofasciites à macrophages”.

« Le degré de recouvrement de ces trois syndromes est actuellement une inconnue. Je vous donne une position intermédiaire, mais il n’est pas impossible que le “syndrome de la guerre du Golfe” soit en fait un syndrome post-vaccinal, puisqu’il répond *stricto sensu* aux définitions cliniques des patients civils rencontrant une complication des vaccins aluminiques.

« Dans l’hypothèse d’une similarité entre la “myofasciite à macrophages” des civils et le “syndrome de la guerre du Golfe”, si l’agent responsable principal était le vaccin contre le charbon, cela expliquerait le très faible pourcentage de militaires français victimes d’un “syndrome de la guerre du Golfe”, par comparaison avec les troupes britanniques ou américaines. En effet, 150 000 militaires anglo-saxons ont été vaccinés contre le charbon et, à ma connaissance, quasiment aucun Français. En revanche, les soldats français se sont vus administrer des vaccins contre l’hépatite B et antitétaniques, c’est-à-dire des vaccins susceptibles d’induire un syndrome tout à fait semblable.

« L'idée que je défends devant vous est qu'il est indispensable de tester cette hypothèse. Pour ce faire, il suffit de nous adresser, à l'hôpital Henri-Mondor de Créteil, les patients auto-déclarés comme ayant un “syndrome de la guerre du Golfe”. Nous chercherons alors la signature de la vaccination aluminique au niveau de leur muscle [142]. »

« Pour quelles raisons le Gouvernement français n'a-t-il pas fait modifier l'adjuvant des vaccins s'il présente autant de dangers ? » demanda le co-rapporteur Claude Lanfranca à l'issue de l'exposé du chercheur. Ce dernier lui répondit : « S'agissant de l'hydroxyde d'aluminium, il est difficile de retirer cet adjuvant car on en connaît peu d'autres. C'est un adjuvant extrêmement efficace, peut-être même trop, car non seulement il favorise l'immunité contre le vaccin, mais il n'est pas exclu qu'il puisse finir par enclencher une maladie auto-immune. »

Dans le cadre des auditions, les parlementaires français entendent également Joyce Riley von Kleist, représentante de l'American Gulf War Veterans Association :

« Mme Riley a d'abord précisé qu'en sa qualité de réserviste, elle avait subi l'ensemble des mesures de santé, y compris les vaccinations effectuées sur les personnels militaires américains dépêchés dans le Golfe. Elle n'a toutefois pas pris part aux opérations, sa date prévisionnelle de départ ayant été trop proche de la fin de l'offensive terrestre. Son état de santé s'est néanmoins détérioré rapidement et elle fut hospitalisée, dès le mois de décembre 1991, pour une maladie voisine de la sclérose en

142. Rapport d'information n° 3055, Assemblée nationale, tome II, auditions, 3e partie, mars 2001, mai 2001.

plaques. [...] À titre personnel, Mme Riley a déclaré avoir subi 10 vaccinations en une seule journée et a été, de ce fait, très malade. Elle a, par ailleurs, indiqué que près de 700 000 données de registres de vaccinations avaient disparu [...] [143]. »

Ce témoignage troublant met en évidence des symptômes graves apparus chez des militaires pourtant restés sur le sol américain... Le Pr Roger Salamon, qui n'est autre que le président du groupe d'experts indépendants nommés par le ministre de la Défense et le secrétaire d'État à la Santé, confirmera quant à lui devant la commission que l'hypothèse des vaccinations est une piste rationnelle : « Si par exemple, aujourd'hui, on me demandait de sélectionner quelques facteurs de risque, je retiendrais non pas l'uranium appauvri ou la pyridostigmine [144], mais la vaccination, alors qu'elle a été, en France – j'en suis persuadé –, moins à risque qu'aux États-Unis. »

À l'issue des auditions, si la pyridostigmine, les incendies de puits de pétrole et l'uranium appauvri étaient au centre des débats pour tenter d'expliquer le syndrome de la guerre du Golfe (SGG), la piste post-vaccinale devient la plus probable. En conclusion, la mission d'information dit partager

> « totalement ce point de vue, notamment à la lumière des travaux très intéressants conduits par le Pr Romain Gherardi sur la "myofasciite à macrophages", maladie observée et étudiée auprès de patients civils

143. Rapport d'information n° 3055, Assemblée nationale, tome I, Rapport – Annexes n°s 1, 2, 3 et 4.

144. Médicaments utilisés comme antidotes aux armes chimiques.

présentant des symptômes assez similaires à ceux des anciens combattants de la guerre du Golfe, et dont la cause supposée, à savoir l'hydroxyde d'aluminium contenu dans les vaccins tels que ceux contre l'hépatite B ou le tétanos, pourrait être identique [...]. Il semble donc que cette hypothèse médicale doive faire l'objet d'analyses approfondies s'agissant des soldats ayant participé à la guerre du Golfe qui présentent des symptômes arthromyalgiques [...]. La mission d'information, pour sa part, encourage vivement le ministère de la Défense et le service de Santé des Armées à faire preuve de coopération sur ce point [145]. »

Cette conclusion rejoint celle des Britanniques. En effet, une étude réalisée par Mattew Hotopf, en 2000, conclut que, parmi les vétérans de la guerre du Golfe, une relation spécifique existe entre les vaccinations multiples données au cours du déploiement et les problèmes de santé développés plus tard par les soldats. Risques augmentés par les facteurs de stress, précisent les Anglais [146]. Et, trois ans auparavant, Rook et Zumla avaient déjà suggéré le lien entre vaccinations multiples et altération du système immunitaire [147].

---

145. Rapport d'information nº 3055, Assemblée nationale, tome I, 2e partie, L'exposition des forces françaises à des risques sanitaires diffus et variés, et tome II, auditions, 3e partie, mars 2001, mai 2001.

146. Hotopf (Matthew), David (Anthony), Hull (Lisa), Ismail (Khalida), Unwin (Catherine), Wessely (Simon), "Role of Vaccinations as Risk Factors for Ill Health in Veterans of The Gulf War", cross sectional study *British Medical Journal,* 320, 2000, p. 1363-1367.

147. Rook (G.A.), Zumla (A.), "Gulf War Syndrome: Is It Due to a Systemic Shift in Cytokine Balance Towards a Th2 Profile?", in *Lancet,* 349(9068), 21 juin 1997, p. 1831-1833.

Le déni des institutions

Hélas, en dépit de l'avis rendu par le président du groupe d'experts indépendants, la « coopération » sur ce point sera nulle. Le ministère de la Défense a-t-il enjoint les vétérans à pratiquer les examens médicaux nécessaires au diagnostic de la myofasciite à macrophages ? Non. Le ministère de la Santé s'est-il saisi du problème ? Non.

« Le ministère de la Défense ne nous a jamais demandé de pratiquer une biopsie, en dépit des conclusions de la commission d'enquête, explique Hervé Desplat, président d'Avigolfe, association des victimes de la guerre du Golfe. De leur propre chef, quatre vétérans ont passé cet examen. La biopsie a révélé qu'ils étaient tous atteints d'une myofasciite à macrophages. »

À quoi a donc servi cette mission d'information ? Aucun financement n'a été débloqué pour explorer les pistes proposées à l'issue des auditions. Pas d'argent, pas de recherche. Ainsi, la piste vaccinale reste en suspens et ceux qui ne sont pas pressés de voir le lapin sortir du chapeau gagnent du temps…

Idem aux États-Unis.

Un seul médecin a eu la curiosité de pratiquer une biopsie dans le deltoïde. Il a découvert… une myofasciite à macrophages chez un soldat vacciné contre l'anthrax[148] ! Mais imaginez que l'on prélève un bout de muscle chez ces vétérans atteints par le SGG, et que l'on trouve de l'hydroxyde d'aluminium dans le bras

148. Theeler (Brett J.), Simper (Novae B.), Ney (John P.), "Polyglandular Autoimmunity With Macrophagic Myofasciitis", in *Clinical Rheumatology*, vol. XXVII, n° 5, 2008, p. 667-669.

de 100 000 anciens soldats américains ? Cela signerait l'arrêt de mort des vaccins contenant un adjuvant aluminique et garantirait un scandale retentissant. Si les Américains se sont bien gardés de pratiquer ces biopsies dans le bras des soldats, ils se sont en revanche renseignés discrètement…

Le Pr Gherardi a été ainsi convoqué à l'ambassade des États-Unis à Paris par deux représentants de la GAO (Government Accountability Office), organisme d'enquête du Congrès américain.

Les laboratoires pharmaceutiques sont eux aussi très attentifs, en dépit de la communication officielle sur l'innocuité des adjuvants aluminiques : Bio-Mérieux recevait Gherardi dès 1999 et GlaxoSmithKline a invité en grande pompe le Pr Authier aux États-Unis en 2001.

Tous veulent connaître l'avancée des travaux de ces scientifiques français. Tous savent que les résultats sont susceptibles d'avoir des conséquences décisives. Alors, on prend grand soin de ne pas ébruiter ces recherches. Surtout ne pas faire de vague. Ne pas mettre en péril les stratégies vaccinales. Quitte à nier les « dommages collatéraux ».

… Mais des chercheurs pugnaces

Il faudra attendre 2007 pour qu'une étude, consacrée aux effets des adjuvants du vaccin contre l'anthrax[149],

149. Petrik (M.S.), Wong (M.C.), Tabata (R.C.), Garry (R.F.) et Shaw (C.A.), "Aluminium Adjuvant Linked to Gulf War Syndrome Induces Motor Neuron Death in Mice", in *NeuroMolecular Medicine*, vol. IX, nº 1, 2007, p. 83-100.

apporte de nouveaux éléments dans la compréhension du syndrome de la guerre du Golfe :

« Parmi les composants potentiellement toxiques du vaccin, il y a l'hydroxyde d'aluminium et le squalène. Pour examiner si ces éléments risquent de contribuer à la toxicité neurologique, nous avons injecté à une colonie de jeunes souris mâles des doses équivalentes à celles données au personnel militaire, expliquent les professeurs Shaw et Petrik. Nous avons ensuite soumis les souris à une batterie de tests de comportements moteur et cognitif sur une période de six mois.

« Les changements observés dans le groupe ayant reçu de l'aluminium comparé au groupe de contrôle étaient, entre autres, les suivants :

– diminution notable du tonus musculaire et de l'endurance (-50 %) ;

– augmentation du taux d'erreurs dans les tâches d'évaluation de la mémoire ;

– accroissement notable de l'anxiété.

« Après autopsie des animaux de laboratoire, un phénomène de mort cellulaire a également été observé, entraînant une réduction significative des motoneurones [150]. »

Plusieurs possibilités peuvent expliquer ces effets neurotoxiques : l'aluminium en particulier a longtemps été associé à la dégénérescence neuronale et aux maladies neurodégénératives [151]. « La démonstration de

---

150. En effet, dans la zone contrôlant le mouvement, 35 % des cellules étaient détruites.

151. RAO (J.K.), KATSETOS (C.D.), HERMAN (M.M.), SAVORY (J.), "Experimental Aluminum Encephalomyelopathy. Relationship to Human Neurodegenerative Disease", in *Clinics in Laboratory Medicine*, 18(4), décembre 1998, p. 687-698, viii et SAVORY (J.), GARRUTO (R.M.),

résultats neuropathologiques et de déficits comportementaux suite à l'injection d'hydroxyde d'aluminium dans les muscles des souris peut non seulement donner un aperçu des causes du syndrome de la guerre du Golfe et de sclérose latérale amyotrophique [152], mais pourrait ouvrir des pistes de recherche dans d'autres maladies neurologiques », précisent les chercheurs.

Autrement dit, l'utilisation de l'hydroxyde d'aluminium dans les différents vaccins (par exemple, l'hépatite A et B, la diphtérie, la coqueluche et le tétanos) « pourrait avoir de vastes implications sur la santé. [...] Si une proportion significative des populations militaires et civiles vaccinées présente des complications neurologiques, l'impact sur la société américaine sera profond. Savoir si le risque d'une maladie redoutée l'emporte sur celui d'une possible toxicité est un aspect à étudier d'urgence », affirment Petrik et son équipe [153]. Et le Pr Shaw enfonce encore le clou : « l'hydroxyde d'aluminium constitue un danger pour les enfants vaccinés d'une part à cause de l'"effet retard" de cette substance, d'autre part, car la barrière hémato-encéphalique, qui protège leur cerveau, reste ouverte jusqu'à l'âge de 2,5 ans. La toxicité de

---

"Aluminum, Tau Protein, and Alzheimer's Disease: an Important Link?", in *Nutrition*, 14(3), mars 1998, p. 313-314.

152. Des études indiquent que les vétérans ont des taux significativement plus élevés de sclérose latérale amyotrophique (SLA). D'ailleurs, cette maladie est maintenant reconnue par les départements de la Défense américaine comme susceptible d'être liée au service durant la guerre du Golfe.

153. « Aluminium des vaccins et destruction des cellules cérébrales : un aspect à étudier d'urgence », in *Autism Research Review International* (ARRI), vol. XXI, nº 1, 2007.

l'aluminium représente donc un danger pour le rythme du développement du système nerveux central [154]. »

La situation est donc alarmante là encore et nécessite incontestablement des mesures de précaution…

Pourtant, l'hydroxyde d'aluminium continue de passer entre les mailles, sans doute trop larges, des filets des laboratoires et des instances de santé publique.

L'année suivante, en 2008, un rapport américain de 450 pages, le plus complet jamais établi sur le syndrome de la guerre du Golfe, et rédigé par le Comité consultatif de recherche sur les maladies des anciens combattants de la guerre du Golfe, reprendra ces résultats. Les éléments mettant en évidence que les soldats déployés, ou non, puissent être atteints par ce syndrome « soutiennent l'idée que les vaccins militaires aient contribué au développement des symptômes chroniques chez les vétérans du Golfe à l'époque de la guerre […]. Il existe des indicateurs préliminaires, issus d'études menées sur l'homme et l'animal, liant l'adjuvant d'hydroxyde d'aluminium aux troubles neurologiques et symptômes chroniques relevant potentiellement de la santé des vétérans de la guerre du Golfe [155]. »

Néanmoins, à l'issu de cette enquête américaine, si le Comité admet cette hypothèse du vaccin dans l'étiologie du « syndrome de la guerre du Golfe », il ne se contente pas de cette explication, relevant d'autres facteurs susceptibles d'en être la cause : « le Comité a constaté

---

154. Entretien avec l'auteur.

155. Research Advisory Committee on Gulf War Veterans' Illnesses, *Gulf War Illness and the Health of Gulf War Veterans : Scientific Findings and Recommendations,* Washington, D.C. : U.S. Government Printing Office, novembre 2008.

que l'association entre maladie de la guerre du Golfe et plusieurs autres expositions n'est pas à exclure. Il s'agit notamment des expositions de faible niveau à des agents neurotoxiques, l'exposition prolongée à la fumée, à des incendies de puits de pétrole, à un grand nombre de vaccins, et des combinaisons de risques neurotoxiques [156]. »

Les spécialistes britanniques du syndrome de la guerre du Golfe opposent à cette conclusion quelques arguments judicieux : « Si le bromure de pyridostigmine ou les pesticides étaient bien associés à une altération de la santé, on aurait pu s'attendre à un nouveau syndrome de la guerre d'Irak en 2003 dans les forces armées du RU, puisque le bromure de pyridostigmine est utilisé par 73 % des forces UK pendant l'invasion de l'Irak, ainsi qu'il l'a été lors de la guerre du Golfe en 1991. De la même façon, les pesticides furent à nouveau utilisés dans la lutte contre les maladies véhiculées par les insectes. Cependant, malgré l'utilisation de ces deux agents par le personnel du Royaume-Uni, nous n'avons pas pu établir la preuve que l'histoire ait pu se répéter [157]. »

Un seul élément est retrouvé, obstinément : les multiples vaccinations et leurs adjuvants aluminiques.

Dès lors, et suite à ce que nous avons déjà pu constater dans les chapitres précédents, si l'hydroxyde d'aluminium est capable d'induire des effets chez les

---

156. "Gulf War Research Panel Finds 1 in 4 Veterans Suffers from Illness Caused by Toxic Exposure", in *Media Relations,* Boston University School of Public Health, 17 novembre 2008.

157. Wessely (S.), Greenberg (N.), Woodhead (C.) et Fear (N.T.), "Gulf War Illnesses", in *Lancet,* 7 février 2009, 373(9662), p. 462 (réponse à l'éditorial du *Lancet* du 29 novembre, 372(9253), p. 1856).

vétérans de la guerre du Golfe, que se passe-t-il chez les bébés ou les enfants prématurés ?

Et combien de malades atteints du syndrome de la guerre du Golfe sont en fait des « myo » masqués ?

Tant que le déni des autorités persistera, aucune chance de répondre à cette question.

À moins de laisser l'opportunité à la recherche d'apporter des preuves plus pertinentes encore... et de les rendre publiques.

Syndrome de fatigue chronique : combien de myo qui s'ignorent ?

Quand un syndrome chasse l'autre... À moins qu'ils ne soient irrémédiablement liés.

Quittons le Golfe pour le syndrome de fatigue chronique (SFC), plus proche de nous. Le nombre de personnes atteintes serait de 1 sur 200 dans les pays industrialisés et de 1 sur 600 dans le monde. En France, on estime à 300 000 le nombre cas de SFC [158].

Ces patients, longtemps qualifiés de malades imaginaires, souffrent en fait d'une pathologie ayant une composante neurologique, mais dont on ignore encore les causes. Ils se plaignent de fatigue dès le réveil, qui s'accompagne de douleurs musculaires et articulaires, de troubles du sommeil et de la mémoire notamment. Là encore, les symptômes ont de grandes similitudes avec la myofasciite à macrophages. Aussi peut-on s'interroger : quelle est la prévalence de

158. La fatigue chronique, *Encyclopédie Orphanet Grand Public*, mai 2008, www.orpha.net/data/patho/Pub/fr/FatigueChronique-FRfrPub790v01.pdf..

myofasciite à macrophages chez les patients atteints de syndrome de fatigue chronique ?

Pour le Dr Cozon, spécialiste lyonnais interrogé en juin 2010, « la vaccination serait le déclencheur du syndrome de fatigue chronique chez 5 % des patients environ », mais il estime que « l'aluminium vaccinal ne peut être à l'origine du syndrome de fatigue chronique [159] ».

A contrario, des chercheurs ont établi ce lien dans une publication parue fin 2009. Une avancée capitale qui pourrait expliquer l'émergence de cette pathologie encore mal comprise : « La myofasciite à macrophages et le syndrome de fatigue chronique, très invalidants, sont susceptibles d'être imputés à une réaction défavorable aux adjuvants contenant de l'aluminium dans les vaccins. Même si l'étiologie de ces maladies reste assez peu connue à ce jour, celles-ci sont caractérisées par une réponse immunitaire aberrante, elles ont en commun un certain nombre de symptômes importants et coïncident dans nombre de cas. » Les scientifiques ont ainsi décrit le cas d'un homme de 43 ans, sans antécédent de maladie. Entre le 30 avril et le 28 mai 2003, il a été vacciné contre l'hépatite A, l'hépatite B, la poliomyélite, le tétanos et la diphtérie. Les cinq vaccins contenaient un adjuvant aluminique. En octobre 2003, il a commencé à ressentir des vertiges, de l'anxiété et une faiblesse générale. Au fil des mois, les troubles ont évolué et se sont aggravés. En septembre 2004, un premier diagnostic de syndrome de fatigue chronique tombe et, en juin 2006, celui de myofasciite à macrophages. Il s'agit là du premier rapport de syndrome de fatigue chronique et de

159. Entretien avec l'auteur.

myofasciite à macrophages associées aux vaccins chez un homme présentant une surcharge corporelle d'aluminium. « Cela évoque la possibilité que la surcharge en aluminium ait contribué de manière significative à la gravité des troubles présentés par cet individu. Ce cas révèle les dangers potentiels associés aux adjuvants contenant de l'aluminium. » Dans leur étude, les scientifiques ont « mis à jour un mécanisme par lequel la vaccination impliquant ces adjuvants pourrait déclencher une cascade d'événements immunologiques associés à des maladies auto-immunes, comme le syndrome de fatigue chronique et la myofasciite à macrophages [160]. »

Des millions de personnes concernées

Et si au-delà de ces maladies nommées, identifiées, nous nous orientions vers un « syndrome des adjuvants », comme l'a baptisé Romain Gherardi dès 2003 ? Selon lui :

> « la compréhension des mécanismes de la MFM pourrait donc apporter un éclairage nouveau sur la physiopathologie de syndromes d'origine obscure comme le syndrome de fatigue chronique idiopathique ou le syndrome de la guerre du Golfe.
>
> [...]
>
> « Si les craintes concernant une telle toxicité [NDLR : celle de l'hydroxyde d'aluminium] se confirment, il sera sans

160. Exley (C.), Swarbrick (L.), Gherardi (R.K.), Authier (F.J.), "A Role for The Body Burden of Aluminium in Vaccine-Associated Macrophagic Myofasciitis and Chronic Fatigue Syndrome", in *Medical Hypotheses*, 72(2), février 2009, p. 135-139.

doute nécessaire de proposer rapidement le remplacement de cet adjuvant par des adjuvants moins persistants, qu'il s'agisse d'adjuvants alternatifs plus physiologiques ou d'adjuvants de nouvelle génération, afin de préserver la confiance dans l'approche vaccinale au sein de la population et les bénéfices inestimables que cette approche procure en termes de santé publique à l'échelon mondial [161]. »

Si l'adjuvant aluminique est le point de départ de ces syndromes, auxquels on prête des étiologies diverses, le problème prend une autre dimension ; car il ne concerne plus dès lors quelques milliers de personnes, mais potentiellement des millions à travers le monde. On touche là un scandale de santé publique, dont le retentissement sera international. En effet, combien d'entre nous peuvent aujourd'hui affirmer qu'ils n'ont pas été vaccinés avec un adjuvant aluminique ? Combien d'entre nous seront potentiellement atteints d'un syndrome neurologique à venir lié à cette substance ?

Les résultats des chercheurs, pugnaces malgré le manque de soutien qu'ils reçoivent des institutions publiques, apportent aujourd'hui de nouvelles pièces à cet inquiétant puzzle.

L'image d'une possible atteinte cérébrale suite à l'injection d'aluminium se dessine. Et devrait signer, logiquement, les dernières heures de cet adjuvant…

---

161. Gherardi (R.K.), "Lessons From Macrophagic Myofasciitis: Towards a Definition of a Vaccination Adjuvant-Related Syndrome", in *Revue Neurologique*, 159 :2, Paris, 2003, p. 162-164.

CHAPITRE 7

DE L'ALUMINIUM PLEIN LA TÊTE

Le système nerveux lésé

En 2009, le groupe de chercheurs de l'hôpital Henri-Mondor de Créteil, mené par le Pr Authier, a cherché à déterminer les causes des troubles cognitifs dont souffraient les malades atteints de myofasciite à macrophages. « Quand on suit les patients, on se rend compte qu'ils ont des troubles de mémoire, des difficultés à fonctionner. Deux hypothèses s'offraient à nous : les troubles cognitifs sont causés par la fatigue et la douleur, ou sont le reflet d'une pathologie générale », explique-t-il. Ils ont donc soumis les patients à une batterie de tests neuro-psychologiques. Les résultats ont démontré « que les patients avaient une atteinte cognitive spécifique, qui n'est liée ni à la fatigue, ni à la douleur, ni à la dépression [162]. »

---

162. COUETTE (M.), BOISSE (M.-F.), MAISON (P.), BRUGIÈRES (P.), CESARO (P.), CHEVALIER (X.), GHERARDI (R.K.), BACHOUD-LEVI (A.C.), AUTHIER (F.J.), "Long-Term Persistence of Vaccine-Derived Aluminum Hydroxide is Associated with Chronic Cognitive Dysfunction/La persistance à long terme de l'hydroxyde d'aluminium dérivé des vaccins est associée à des dysfonctionnements chronique", in *Journal of Inorganic Biochemistry*, 2009, vol. CIII, nº 11, p. 1571-1578.

Pour ce faire, les scientifiques ont comparé des malades atteints de myofasciite à macrophages à des malades atteints de rhumatisme inflammatoire : polyarthrites et spondylarthrite ankylosante. Les patients du groupe témoin avaient le même âge, le même niveau socio-éducatif, le même niveau de douleur, de fatigue et de dépression au début et à la fin. Ainsi, les deux cohortes étaient strictement comparables. « Pourtant, on a remarqué de grandes différences. Chez les malades atteints de myofasciite à macrophages, on observe des troubles de la mémoire visuelle et verbale, des fonctions d'exécution, comme l'attention, la mémoire de travail et la planification bien plus importants ». D'autre part, des problèmes de latéralisation du cerveau, qui permet de parler et de comprendre, ont été mis en évidence chez un tiers de malades. Enfin, « parmi les 25 patients étudiés, poursuit le Pr Authier, 24 ont au moins un test au-dessus du seuil de démence. Cet indice met en évidence la sévérité de l'atteinte par rapport à la norme. »

Ces résultats attestent donc d'un problème organique : le cerveau est lésé, son fonctionnement altéré. « Ce type d'atteinte du système nerveux a déjà été observé et identifié chez des malades souffrant d'atteintes organiques acquises, de type toxique ou inflammatoire, chez les soudeurs et les hémodialysés, exposés à l'aluminium. Le fait est troublant, pour ne pas dire plus… » confie le professeur.

Autrement dit, la myofasciite à macrophages, liée à la persistance à long terme de l'hydroxyde d'aluminium des vaccins, est associée à un dysfonctionnement cognitif.

Mais alors, si le cerveau est lésé, cela pourrait s'expliquer par la migration de l'aluminium vaccinal du muscle vers le cerveau ? Non, c'est impossible : instances de santé publique et manuels de médecine expliquent clairement que l'aluminium contenu dans les vaccins est éliminé par les reins. Et, si persistance de l'aluminium dans le bras il y a, elle n'entraîne aucun effet, cette substance étant inerte. Ce n'est qu'une signature vaccinale ! La réalité scientifique n'est pas de cet avis.

L'hydroxyde d'aluminium colonise nos organes

Les travaux du scientifique Stanley Hem ont permis d'affirmer que les sels d'aluminium avaient la propriété de former un dépôt à court terme qui piégeait l'antigène du vaccin. À mesure que les sels d'aluminium se dissolvaient, ils lâchaient l'antigène dans l'organisme, comme un sorbet fondant au soleil répandant ses petits morceaux de fruits, avant d'être éliminé dans les urines [163]. On sait désormais que cette « vérité », reprise dans tous les manuels médicaux et les agences de santé, est en fait inexacte.

Toute une littérature récente, émanant de plusieurs groupes de chercheurs à travers le monde, a montré que l'hydroxyde d'aluminium induit une cascade d'événements inflammatoires très puissants.

Les études de Philippa Marrack, immunologue californienne réputée, et de son équipe, en particulier, ont révolutionné les certitudes liées à la compréhension de cet adjuvant. Ainsi, pour ne citer qu'un exemple, la

---

163. HEM (Stanley L.), "Elimination of aluminum adjuvants", in *Vaccine*, vol. XX, Supplément 3, 31 mai 2002, p. S40-S43, Elsevier Science Ltd.

réaction immunologique vaccinale ne se passe pas au niveau du site d'injection du vaccin, comme tout le monde le croyait, mais au niveau de la rate [164] !

En effet, quand on injecte de l'hydroxyde d'aluminium dans un muscle, des cellules circulantes, venues de la moelle osseuse, vont gagner la rate, selon des modalités encore mal définies, et activer les lymphocytes B, globules blancs qui interviennent dans la réponse immunitaire. Les lymphocytes B vont donc être en état de vigilance, ils se « réveillent » et deviennent hypersensibles. Ainsi, à la moindre stimulation antigénique, ils pourront se transformer [165] et fabriquer des anticorps. C'est un résultat capital dans la compréhension du fonctionnement de l'adjuvant aluminique [166] : il n'est pas totalement excrété, mais reste actif dans notre corps !

L'activation des lymphocytes B par l'hydroxyde d'aluminium est *a priori* indésirable, car elle est potentiellement susceptible de rompre la tolérance aux auto-antigènes [167], naturellement présents dans notre organisme. Seule la stimulation par l'antigène est

---

164. Jordan (Michael B.), Mills (David M.), Kappler (John), Marrack (Philippa), Cambier (John C.), "Promotion of B Cell Immune Responses via an Alum-Induced Myeloid Cell Population", in *Science*, vol. CCCIV, nº 5678, 18 juin 2004, p. 1808-1810.

165. Plus précisément, les lymphocytes B vont se différencier en lymphocytes b éduqués et se transformer en plasmocytes qui fabriquent des anticorps.

166. Jordan (Michael B.), Mills (David M.), Kappler (John), Marrack (Philippa), Cambier (John C.), "Promotion of B Cell Immune Responses via an Alum-Induced Myeloid Cell Population", in *Science*, vol. CCCIV, nº 5678, 18 juin 2004, p. 1808-1810.

167. Antigène de l'individu normalement non combattu par le système immunitaire.

souhaitable. Or, puisque les lymphocytes B sont « sur leur garde », si un autre auto-antigène passe par là, ils pourraient confondre l'un et l'autre.

Autrement dit, réveillés de façon chronique, si les lymphocytes B peuvent fabriquer des anticorps contre l'antigène vaccinal, ils pourraient également « détraquer » le système immunitaire et favoriser l'émergence d'une maladie auto-immune [168]...

Pour reprendre plus simplement les phases relatives à la compréhension de cet adjuvant, voici les différentes étapes de la recherche médicale en la matière :

– L'hydroxyde d'aluminium se dissout et permet à l'antigène d'imprégner l'organisme ;

– L'hydroxyde d'aluminium est responsable d'une inflammation au niveau du site d'injection. Cette inflammation suscite l'effet adjuvant ;

– L'effet inflammatoire lié à l'hydroxyde d'aluminium est disjoint de l'effet adjuvant, contrairement aux croyances antérieures ;

– Cet effet adjuvant ne se produit pas au site d'injection, mais ailleurs dans le système immunitaire et notamment dans la rate. Cela signifie donc qu'il existe un phénomène non plus au site d'injection, mais ailleurs dans l'organisme ;

– La stimulation des anticorps par l'hydroxyde d'aluminium pourrait être un vecteur de l'émergence de maladie auto-immune. On pense alors à toutes les

---

168. McKee (Amy S.), Munks (Micheal W.), MacLeod (Megan K.L.), Fleenor (Courtney J.), Van Rooijen (Nico), Kappler (John W.), Marrack (Philippa), "Aluminium Induces Innate Immune Responses Through Macrophage and Mast Cell Sensors, but These Sensors Are Not Required for Alum to Act as an Adjuvant for Specific Immunity", in *The Journal of Immunology*, 2009, 183, p. 4403-4414.

maladies évoquées précédemment, et notamment aux scléroses en plaques que l'on pourrait qualifier de « post-vaccinales ».

Alors, sommes-nous des cobayes grandeur nature ? Les labos jouent-ils aux apprentis sorciers ? Deux questions légitimes que l'on peut se poser aujourd'hui. Le travail en amont n'a pas été fait. On a monté des campagnes mondiales de vaccination avec des produits dont on ignore encore aujourd'hui précisément le fonctionnement. Ils ont mis « la charrue avant les bœufs », pour reprendre l'adage populaire, ou plutôt, ont évité d'investir de l'argent pour comprendre ces adjuvants vendus dans plusieurs milliards de doses à travers le monde.

Tout le monde a ignoré que l'hydroxyde d'aluminium restait actif à l'intérieur des cellules de l'immunité pendant plus de dix ans après une vaccination chez certains individus et quel effet il pouvait engendrer…

Des nanoparticules d'aluminium dans notre cerveau

Concernant la myofasciite à macrophages, on sait que la présence d'aluminium est circonscrite au muscle deltoïde. Et pourtant, les malades ont un corps douloureux, sont fatigués en permanence et souffrent de troubles cognitifs. Quelle pourrait être la relation entre la persistance à long terme de l'hydroxyde d'aluminium à l'intérieur des macrophages au niveau du site d'injection du vaccin et l'existence de manifestations cliniques qui touchent d'autres systèmes, et notamment le système nerveux central ?

La réponse vient d'être apportée, il y a quelques mois, toujours à Créteil, par le Pr Gherardi. Il a relevé le pari fou de suivre le parcours de l'hydroxyde d'aluminium lorsqu'il est injecté dans le muscle.

En fait, les cristaux d'aluminium sont des nanoparticules. Jusqu'à aujourd'hui, les spécificités biologiques que confère cette forme à l'aluminium ont été sous-estimées. En effet, le parcours des nanoparticules diffère de celui des particules micrométriques, de plus grosse taille, ou solubles. Elles ne sont pas arrêtées par les barrières qui normalement nous protègent des éléments toxiques, sont presque indigestibles par le système macrophagique (qui fait office d'éboueur de l'organisme) et peuvent induire des effets inflammatoires…

Romain Gherardi et son équipe ont donc introduit la même quantité d'hydroxyde d'aluminium par voie intramusculaire et par voie intraveineuse à des souris de laboratoires pour évaluer les différences entre ces deux modes d'injection. C'est par la voie intramusculaire que la migration vers le cerveau a été la plus importante… Le mode de pénétration dans les cellules est donc capital et les événements entre l'injection intramusculaire et l'arrivée dans le sang des nanoparticules semblent être la clé du mystère.

Les chercheurs de Créteil ont poursuivi leur enquête en injectant une dose d'hydroxyde d'aluminium dans le muscle d'une souris et ont examiné le cerveau, grâce à une méthode mise au point par un centre de biophysique bordelais. Résultat : douze mois après une injection unique dans le muscle, on voit toujours des dépôts d'aluminium trois à quatre fois plus importants que chez une souris témoin… « Les particules d'aluminium continuent-elles à migrer à partir du point d'injection ? Pourquoi ? Nous n'avons pas encore ces réponses. Mais nous pouvons affirmer avec certitude aujourd'hui qu'on observe un phénomène accumulatif dans le temps. Les billes contenant de l'aluminium continuent à pénétrer vers le cerveau, et n'en sortent pas [169] », explique, circonspect, le Pr Gherardi.

Les scientifiques français ont donc cherché à savoir si les nanoparticules d'hydroxyde d'aluminium pouvaient franchir la barrière hémato-encéphalique [170], réputée hermétique pour des molécules solubles, et atteindre le cerveau. Pour cela, ils ont utilisé des souris dont la barrière hémato-encéphalique est faible. Ils ont observé six fois plus de passage vers le cerveau que chez la souris témoin : « Il est évident que la barrière hémato-encéphalique joue un rôle capital dans la migration des nanoparticules vers le cerveau. Une chose est sûre aujourd'hui, une partie de l'aluminium contenu dans les adjuvants n'est pas arrêtée par les barrières naturelles de notre corps [171] », déclare le professeur.

---

169. Cadusseau (J.), Khan (Z.), Itier (V.), Chrétien (F.), Brigitte (M.), Gherardi (R.K.), "Nanoparticle Translocation from Muscle to Brain", présentation des travaux le 20 octobre 2009, Neuroscience Meeting, Chicago.

170. Cette barrière a la propriété de filtrer et de contrôler le passage des substances sanguines, notamment toxiques et les empêche de passer librement du sang vers le Système nerveux central (SNC). C'est en quelque sorte « la gardienne du temple ».

171. Kahn (Z.), Chretien (F.), Gherardi (R.), Cadusseau (J.), "Nanoparticle Neurodelivery Increase in a Model of Chronically Altered BBB (MDX Mouse)", in *Glia*, vol. LVII, p. S123-S123, octobre 2009, présenté lors du 9th European Meeting on Glial Cells in Health and Disease en septembre 2009.

Pourtant, alors que différents dysfonctionnements de cette barrière ont déjà été récemment impliqués dans les maladies neurologiques, tant inflammatoires, vasculaires, tumorales, infectieuses que neuro-dégénératives[172], la Chambre syndicale de l'aluminium affirme toujours que « le cerveau est, lui, protégé par la barrière hémato-encéphalique[173] » !

Reste à comprendre comment cet aluminium arrive jusqu'au cerveau.

En utilisant des protéines fluorescentes couplées à de l'hydroxyde d'aluminium, les chercheurs ont suivi le parcours de l'adjuvant injecté dans le muscle de la souris. À leur grande surprise, ils ont constaté que contrairement à ce que l'on pensait, avant le 4e jour, 50 % de l'aluminium du vaccin quitte le muscle. Que se passe-t-il exactement ?

Les particules d'aluminium sont d'abord capturées par les « éboueurs » de l'organisme (les macrophages), puis, une heure après l'injection, sont aspirées par le ganglion lymphatique de drainage, lieu où se passe l'immunité. Dans les jours qui suivent, la quantité de particules fluorescentes présentes dans ce ganglion est très importante. Au quatrième jour, la quantité de cellules chargées de particules est maximale, puis décroît. Ensuite, curieusement, un changement de configuration est observé. Les cellules qui contiennent

---

172. Weiss (N.), Miller (F.), Cazaubon (S.), Couraud (P.-O.), « Implication de la barrière hématoencéphalique dans la physiopathologie des maladies neurologiques : partie II », in *Revue neurologique*, vol. CLXV, nº 12, décembre 2009, p. 1010-1022.

173. In « L'aluminium au contact des aliments », document de la Chambre syndicale de l'aluminium et de ses alliages, en ligne sur le site Internet *L'aluminium pour les générations futures*, mars 1998.

de l'hydroxyde d'aluminium vont être déversées dans le sang circulant et coloniser, à partir du 21e jour, la rate, le foie et... le cerveau [174].

L'aluminium, neurotoxique avéré, s'accumule donc dans notre cerveau après une vaccination. Et personne, jusqu'en 2009, n'avait jugé utile de percer ce mystère !

« On s'achemine actuellement vers l'idée que certaines personnes auraient, en raison de leur âge, ou d'un terrain génétique particulier, une propension particulière à développer une inflammation musculaire et cérébrale induite par l'hydroxyde d'aluminium », explique le Pr Gherardi. De fait, ce parcours de l'hydroxyde d'aluminium dans le corps rend aujourd'hui plausible le lien entre les symptômes identifiés de la myofasciite et l'existence de ces particules dans la rate, le foie et le cerveau notamment. « Ces expériences sont intéressantes, car elles rendent compte du caractère retardé des complications imputées à l'aluminium contenu dans les vaccins, qu'il s'agisse des syndromes de fatigue chronique ou des scléroses en plaques post-vaccinales », confirme le professeur. Persistant dans l'organisme, l'aluminium pourrait être à l'origine de maladies, plusieurs années après une vaccination.

174. KHAN (Z.), CRISTOV (C.), LUX (F.), TILLEMENT (O.), GHERARDI (R.K.), CADUSSEAU (J.), "Biodistribution of Nanosized Aluminic Particles after i.m. Injection in the Mouse", présentation des travaux à l'occasion de la 3e Conférence sur la nanotoxicologie, Edimbourg, 2-4 juin 2010. Toutes ces études ont été faites en se protégeant de la présence de l'aluminium ambiant pour les procédures de toxicologie : barreaux des cages d'animaux de laboratoire, eau, aliments, paillasse, atmosphère, scalpel, ciseau, frigo et même de certains plastiques contenant eux aussi de l'aluminium. Toutes les « pollutions » annexes ont été écartées.

Si ces constats répondent à un certain nombre de questions, ils en posent aussi de nouvelles : quels effets ces nanoparticules d'aluminium ont-elles sur leur passage ? Ont-elles une incidence sur les ganglions lymphatiques ? Sur l'appareil reproducteur ?

Mais l'Agence nationale de recherche (ANR), sollicitée par les experts de l'hôpital Henri-Mondor en 2009 et 2010, dans le cadre de son appel d'offres sur la compréhension des nanoparticules, n'a même pas jugé opportun de financer la poursuite de ces travaux !

De même, une autre interrogation nécessiterait d'être éclaircie : à partir de quelles doses l'aluminium est susceptible d'induire un effet toxique ? La réponse relève des instances de santé publique et ni l'OMS ni l'Afssaps ne sont à même d'apporter une réponse. L'agence française de sécurité sanitaire des produits de santé ignorait même ces résultats, ou du moins le prétendait. Interrogée en juin 2010, Fabienne Bartoli, adjointe au directeur de l'Afssaps, confirmait toujours qu'« *a priori*, l'aluminium injecté dans l'épaule s'élimine par voie naturelle et il n'y a pas aujourd'hui de démonstration d'une migration de l'aluminium vers le cerveau, qui pourrait directement s'accumuler et provoquer des maladies neurologiques plus tard. » Et, si c'était le cas ? « Les agences sont à l'écoute de la science, évidemment. Si des preuves de toxicité des adjuvants aluminiques étaient mises en évidence, dans ce cas-là, on changerait la réglementation. »

La balle est donc aujourd'hui dans le camp de l'agence.

Sachant que l'aluminium est un neurotoxique reconnu, et à la lumière de ces derniers résultats, le principe de précaution devrait maintenant s'appliquer.

D'autant plus que des troubles musculaires, articulaires, des troubles du langage, du comportement chez les enfants pourraient avoir une origine toxique, jamais encore explorée. On rejoint là les inquiétudes du pédiatre Robert Sears. Les nouvelles générations étant de plus en plus exposées aux vaccins contenant de l'aluminium, les conséquences sanitaires risquent d'être, à terme, désastreuses.

Qu'attend-on alors ? Il est temps de protéger la population des effets délétères de l'aluminium, de financer la poursuite de ces recherches, qui ouvrent des perspectives dans la compréhension de la myofasciite bien sûr, mais aussi de maladies auto-immunes ou neurologiques graves. Ou de prendre en considération les alternatives à l'aluminium.

Chapitre 8

Si les lobbys tissent leur toile, la justice veille

Alors qu'il existait un autre adjuvant inoffensif sur le marché, aussi efficace que l'aluminium, l'industrie pharmaceutique a généralisé l'utilisation de ce métal dans les vaccins. Et les ministères successifs, informés depuis les années quatre-vingt de la toxicité de cette substance, ont laissé faire…

Le phosphate de calcium : une alternative aux sels d'aluminium jetée aux oubliettes

L'adjuvant de phosphate de calcium a été mis au point par le Pr Edgar H. Relyveld dans les années cinquante à une époque où les vaccins pédiatriques, notamment, étaient fluides ou souvent non purifiés, provoquant fréquemment des réactions vaccinales [175]. Quelques années plus tard, le Pr Vassilev [176] démontra que les adjuvants aluminiques augmentaient les taux d'anticorps IgE, support de

175. En annexe, l'historique du phosphate de calcium.
176. Vassilev (T.L.), "Aluminium Phosphate but Not Calcium Phosphate Stimulates The Specific IgE Response in Guinea Pigs to Tetanus Toxoid", in *Allergy*, 33(3), juin 1978, p. 155-159.

réactions allergiques, comme nous l'avons vu précédemment. Aussi, l'équipe du Pr Relyveld et du Pr Raynaud, de l'Institut Pasteur, proposa au directeur de l'époque de commercialiser des vaccins à base de phosphate de calcium.

> « Celui-ci accepta sur la base d'arguments scientifiques. Ce constituant naturel de l'organisme est aussi efficace que l'aluminium sans posséder certains de ces inconvénients potentiels, confirmés par quarante-cinq études parues dans la presse scientifique internationale.
>
> Ces publications ne démontrent pas la responsabilité des vaccins dans la survenue d'accidents ou de maladies particulières. Mais elles soulèvent néanmoins l'importante question de savoir si l'aluminium peut être donné à des personnes allergiques et s'il ne provoque pas, à long terme, une allergisation de l'ensemble de la population. [177] »

C'est la raison pour laquelle l'Institut Pasteur retira l'aluminium de la plupart de ses vaccins et des injections de doses d'extraits allergéniques destinées aux personnes allergiques et généralisa l'usage du phosphate de calcium, dès 1972, dans ses produits [178] :

177. Labouze (Alain), « Polémique autour des vaccins à base d'aluminium », in *Le Matin*, 4 novembre 1986.

178. Pendant une dizaine d'années, des vaccins pédiatriques contre le tétanos, la diphtérie, la polio, la coqueluche (dits IPAD), adjuvés au phosphate de calcium, furent commercialisés aussi bien en France, qu'en Grèce, en Israël et en Afrique. Et ceux-ci se sont révélés sans effets secondaires néfastes : « La tolérance a été excellente et aucune réaction locale, ni générale n'a été observée », écrivit le Pr Sureau en 1976.

« Depuis quelques années, des publications en nombre croissant ont attiré l'attention sur certains inconvénients liés à l'emploi d'adjuvants à base d'hydroxyde d'aluminium. Bien que constituant un bon adjuvant de l'immunité, celui-ci, explique au *Quotidien* le Dr M. Thibaudon, pourrait à long terme n'être pas dénué d'effets indésirables (constitution de dépôts persistants non résorbables), en particulier à doses injectables répétées, ce qui est le cas en pratique allergologique. Par ailleurs, certains mettent en garde vis-à-vis d'une toxicité hépatique potentielle de ce métal, tandis que d'autres auteurs incriminent une surcharge en aluminium dans la pratique de la maladie d'Alzheimer. En outre, des travaux ont montré que l'hydroxyde d'aluminium était susceptible d'augmenter le taux d'IgE spécifiques, ce qui n'est pas sans inconvénient chez un allergique. Pour toutes ces raisons, profitant de l'expérience du Pr E.H. Relyveld (unité des Vaccins bactériens), acquise dans le domaine des vaccins infantiles utilisant un autre adjuvant minéral, le phosphate de calcium, le département Allergie de l'Institut Pasteur [NDLA : dirigé par le Dr E. Hénocq] a décidé depuis quelques années d'adsorber progressivement tous ces extraits allergéniques sur ce produit, qui a l'avantage d'être un constituant naturel de l'organisme et donc *a priori* non susceptible de réactions immunitaires indésirables [179]. »

Une vive polémique a ensuite opposé les chercheurs des deux plus importants laboratoires de l'époque : « L'Institut Pasteur retire du marché certaines substances contenant de l'aluminium. Mérieux, par

---

179. SHELLY (Marc), « Extraits allergéniques : Pasteur bannit l'hydroxyde d'aluminium », in *Le Quotidien du Médecin*, 16 octobre 1986.

contre, défend son utilisation, courante à l'étranger », lisait-on à l'époque[180].

Puis, en 1985, la branche vaccins de l'Institut Pasteur, Pasteur Production, fut rachetée par Mérieux, donnant naissance à Pasteur Vaccins. La controverse autour de l'aluminium fut enterrée. Mérieux arrêta la production de vaccins à base de phosphate de calcium. L'utilisation de l'hydroxyde d'aluminium fut généralisée, par souci d'harmonisation de la production vaccinale française, et afin d'être plus compétitif sur les marchés étrangers : « Cela ne vaut pas la peine de se pencher sur le phosphate de calcium, alors que l'aluminium est universellement accepté », expliquait le Dr Roumiantzeff, directeur médical de Mérieux, le 4 novembre 1986, dans *Le Matin*.

Ce qu'il semble poser comme une vérité générale et un argument d'autorité est cependant loin de faire l'unanimité dans le milieu médical : « Nous avons regretté que lors de la fusion Institut Pasteur-Institut Mérieux, le vaccin de ce dernier, sur aluminium adsorbé, ait été préféré aux vaccins Ipad sur phosphate de calcium pour des raisons politiques, même si les vaccins Ipad faisaient 40 % du marché aussi bien en France qu'à l'export », déplore ainsi le Dr Jean-Paul Damas, lauréat de l'académie nationale de médecine et ancien interne de l'hôpital de l'Institut Pasteur. Une analyse partagée par le Dr Louis Lery, de l'Institut Pasteur, dans une lettre adressée à la sous-direction des affaires scientifiques du ministère des Affaires sociales le 29 septembre 1987.

180. LABOUZE (Alain), « Polémique autour des vaccins à base d'aluminium », in *Le Matin*, 4 novembre 1986.

Lettre dans laquelle il s'inquiète du préjudice à venir pour la population :

« Ce retrait du marché paraît particulièrement dommageable et ceci à plusieurs égards. Nous avions, en France, la chance de posséder deux types de produits vaccinaux pour l'enfance dont les adjuvants étaient différents. Ceci permettait lors d'incidents vaccinaux, certes rares, de pouvoir changer le type de vaccin pratiqué, donc la nature de l'adjuvant en cause. [...] Par ailleurs, les publications portant sur les effets toxiques ou les effets indésirables de l'aluminium et de l'hydroxyde d'alumine sont de plus en plus nombreuses, d'année en année. Cet élément pousse ainsi à préférer des produits adjuvantés avec un autre sel minéral comme le calcium, composant habituel de notre économie générale. Récemment, en juillet dernier, l'administration américaine a pris des positions nettes concernant les allergènes retard contenant de l'hydroxyde d'alumine [181]. Cet ensemble de données fait que nous nous interrogeons sur l'opportunité d'une

---

181. Le comité de la Food and Drug Administration, haute autorité de santé des États-Unis, réunissant les experts en allergologie, concluait le 21 août 1987 : « Puisqu'il a été prouvé que l'aluminium est une toxine, les préoccupations sont de plus en plus grandes sur le fait que la quantité d'aluminium injectée par le biais des extraits allergéniques au précipité d'aluminium soit également toxique. » Lors de cette réunion, le Dr Baer ajoutera qu'« en l'absence de tout avantage scientifiquement établi et en connaissance des propriétés toxiques de l'aluminium et de ses composés, il n'y a pas de raison d'utiliser de telles préparations ». (Rapport sur les considérations liées à la sûreté du composant aluminium dans les extraits allergéniques au précipité d'aluminium, 1987, FDA). « Leur utilisation devrait être interdite immédiatement en ce qui concerne les enfants, et ne peut pas être recommandée pour les adultes », confirmera-t-il quelques années plus tard dans un courrier en 1995. (Correspondance personnelle.)

décision de suppression de cette gamme de produits, seule alternative proposée par tout le monde aux vaccins préparés sur hydroxyde d'alumine. »

Mais le ministère restera insensible à ses arguments.

De son côté, le Pr Edgar Relyveld, ancien chef de service de l'unité Vaccins bactériens, à l'Institut Pasteur[182] « déplore que ces vaccins aient été abandonnés davantage pour des raisons de stratégies commerciales que scientifiques. Il n'aurait jamais fallu abandonner le phosphate de calcium. En maintenant l'aluminium dans les vaccins, il existe un risque avéré d'augmenter le nombre de personnes allergiques au sein de la population. Un phénomène encore confirmé, entre autres, par une étude néo-zélandaise, en 1997. » Et d'ajouter :

> « Il n'y a plus aucun doute sur l'efficacité et l'innocuité des vaccins à base de phosphate de calcium comme adjuvant, démontrée depuis plus de cinquante ans par des études réalisées sur le terrain, dans plusieurs pays du monde, dont la France, la Grèce, Israël et l'Afrique. Ces études ont fait l'objet de nombreuses publications.
>
> Aussi, il est étonnant de constater que le ministère de la Santé autorise toujours la commercialisation de préparations qui peuvent donner des réactions vaccinales, même démontrées chez un petit nombre de sujets. On se demande quand ces autorités responsables vont réagir pour éviter des situations dramatiques. Il est temps de réévaluer certaines substances composant les vaccins aujourd'hui commercialisés, ajoute le Pr Relyveld. Tout vaccin doit répondre à deux impératifs : être efficace et sans risque pour nos enfants et la population en général.

182. Entretien avec l'auteur.

Sur un nombre élevé de vaccinations, on peut observer des réactions sans conséquences pour la plupart. Mais si certaines d'entre elles entraînent un handicap pour la vie, on doit l'éviter. Tolérer ce risque est inacceptable. »

En dépit de ces informations, les vaccins adjuvés au phosphate de calcium ont été jetés aux oubliettes et il est aujourd'hui impossible de s'en procurer…

Pourtant, cet adjuvant figure toujours parmi les adjuvants autorisés par l'OMS. On peine à comprendre dès lors pourquoi il n'a pas remplacé l'aluminium. Une histoire de gros sous ?

Sûrement.

Remplacer aujourd'hui les adjuvants aluminiques dans les vaccins aurait un coût très important. Aussi, si l'industrie pharmaceutique n'y est pas contrainte, elle ne le fera jamais. D'autant qu'un tel choix signerait son erreur.

Quelle preuve faut-il encore apporter ? Hélas, on a vu le temps qu'il a fallu pour établir le lien entre l'amiante et sa toxicité. Le premier inspecteur du travail donnait l'alerte en 1906[183], mais son interdiction, en France, ne fut prononcée qu'en 1997. Période pendant laquelle les lobbys ont œuvré pour minimiser les risques relatifs à cette substance. Dans ce cas précis, on parlait pourtant d'une toxicité directe, donc plus facile à mettre en évidence…

Du côté de l'industrie pharmaceutique et de l'aluminium, le lobbying est là aussi puissant. Ces

---

183. Auribault (Denis), note sur l'hygiène et la sécurité des ouvriers dans les filatures et tissages d'amiante, in « Le drame de l'amiante en France : comprendre, mieux réparer, en tirer des leçons pour l'avenir », Rapport d'information nº 37, déposé le 26 octobre 2005.

secteurs pèsent lourd dans notre économie. Le chiffre d'affaires annuel de l'industrie de l'aluminium s'élève à 3,5 milliards d'euros.

Quant au Leem, syndicat national de l'industrie pharmaceutique, il représente 300 entreprises en France, qui emploient près de 100 000 personnes. Parmi elles, on compte les plus importants fabricants de vaccins, dont les recettes sont elles aussi faramineuses :

– le laboratoire Wyeth International, racheté par le géant du médicament Pfizer fin 2009, a réalisé un chiffre d'affaires de 22,8 milliards de dollars, dont 598 millions d'euros pour Wyeth Pharmaceuticals France en 2008 ;

– le groupe GSK a réalisé un chiffre d'affaires de 28,4 milliards de livres en 2009. La vente de vaccins a augmenté de 30 % et atteint 3,7 milliards, peut-on lire dans le rapport annuel du groupe ;

– le chiffre d'affaires du groupe Sanofi Aventis s'élève à 29,3 milliards d'euros en 2009. Sanofi Pasteur, la division Vaccins du groupe a, à elle seule, rapporté un total de 3,48 milliards d'euros, chiffre en augmentation de 19,2 % [184] !

– enfin, le groupe Baxter, a réalisé en 2008 un chiffre d'affaires de 10,3 milliards d'euros.

Depuis quelque temps déjà, la suspicion planait sur une influence indue des compagnies pharmaceutiques,

184. « Dans l'activité Vaccins humains, les vaccins antigrippaux ont généré 1 062 millions d'euros de chiffre d'affaires, dont 440 millions d'euros pour le vaccin A(H1N1) », peut-on lire dans le rapport d'activité de l'entreprise. « L'ambition de Sanofi-Aventis est de doubler, entre 2008 et 2013, le chiffre d'affaires de l'activité Vaccins humains. [...] Son portefeuille R&D (recherche et développement) compte 18 vaccins en développement, dont 9 pour de nouvelles cibles et 9 correspondant à l'amélioration des vaccins existants. »

notamment sur les décisions de l'OMS. Une enquête effectuée par le Bureau of Investigative Journalism (BIJ) et publiée par le *British Medical Journal*, un des médias de référence dans le journalisme médical, prouve que les recommandations de l'OMS sur l'utilisation des antiviraux ont été préparées par des experts appointés comme consultants par les fabricants des antiviraux, Roche et GlaxoSmithKline (GSK) [185]. Nos institutions de santé publique en proie à de nombreux conflits d'intérêts ? Hélas, oui.

Les politiques vaccinales influencées par les intérêts privés : le cas d'InfoVac

Lors de la première réunion du Comité consultatif mondial de la sécurité vaccinale à l'OMS relative à la myofasciite à macrophages, en 1999, siégeaient les chercheurs, certains représentants des laboratoires pharmaceutiques, et les membres de ce comité, comme nous l'avons vu. Parmi eux, Claire-Anne Siegrist, pédiatre et vaccinologue « était farouchement opposée à nos arguments pourtant émis sur la base de travaux scientifiques », relatent plusieurs personnes présentes à cette réunion [186].

---

185. Soumois (Frédéric), « Une enquête journalistique épingle l'OMS pour conflits d'intérêts », in *Le Soir*, 4 juin 2010.

186. Dès 2003, à l'occasion d'un exposé devant les membres de l'Académie nationale de médecine, à Paris, Claire-Anne Siegrist évoquait déjà la myofasciite à macrophages comme une maladie « née de l'existence de patients souffrants de symptômes inexpliqués, parfois invalidants, et du souhait compréhensible des médecins de trouver une explication à ces souffrances… sans doute additionné de l'intérêt des chercheurs à mettre le doigt sur “une nouvelle maladie” ! Les ingrédients supplémentaires de cette histoire sont l'accusation

Hasard du calendrier, quelques mois après cette réunion, qui aurait pu remettre en cause, dès 1999, au nom du principe de précaution, l'usage de l'aluminium dans les vaccins, Claire-Anne Siegrist devint la première titulaire d'une chaire de vaccinologie en Europe, à la faculté de médecine de Genève. Chaire co-financée par la Fondation Mérieux, fondation elle-même financée par les plus gros fabricants de vaccins : GlaxoSmithKline (GSK), Merck & Co, Inc, Sanofi-Aventis, Wyeth-Lederlé Vaccines et la puissante European Vaccines Manufacturers (EVM), chargée, au sein de la Fédération européenne des industries et associations pharmaceutiques, « de promouvoir un climat politique favorable à l'industrie du vaccin en Europe ».

Cette même année, en avril 2000, Claire-Anne Siegrist[187], crée un site de conseil InfoVac en Suisse, « ligne directe de consultation et d'information sur les vaccinations », développé par la Chaire de vaccinologie de l'université de Genève,

---

des industriels, l'espoir de toucher des indemnités substantielles étant partagé par les avocats, et la récupération par une certaine presse avide de toute polémique de sécurité sanitaire, et plus particulièrement vaccinale. » (Compte-rendu Académie française de médecine en automne 2003, Siegrist (Claire-Anne), "Vaccine Adjuvants and Macrophagic Myofasciitis", in *Archives of Pediatrics*, 12(1), janvier 2005, p. 96-101).

187. Claire-Anne Siegrist fut expert à l'OMS de 1999 à 2005. En France, elle fut également expert lors de la réunion de consensus sur la vaccination contre le virus de l'hépatite B en septembre 2003. À cette occasion, elle a déclaré des essais cliniques, travaux scientifiques, activités de formation, d'expertise et congrès pour « divers laboratoires dont Aventis Pasteur, GSK et Wyeth Lederle » et le versement au budget de la Fondation Mérieux (convention pour création d'une chaire de vaccinologie à la faculté de médecine).

toujours « grâce au soutien de la Fondation Mérieux », peut-on lire dans un communiqué de l'époque.

Fort de sa réussite helvète, InfoVac ouvre un portail en France, en 2003, avec les mêmes subsides. Les experts d'InfoVac-France se définissent pourtant comme un réseau « indépendant des firmes pharmaceutiques ».

Plus surprenant encore, ce sont « les laboratoires commercialisant des vaccins, qui distribuent des abonnements InfoVac-France » aux médecins et professionnels de santé, apprend-on dans un document de l'association[188] ! Ils offrent des « bons-cadeaux » aux docteurs ! Drôle de notion de l'indépendance.

D'autre part, « les recommandations et le calendrier vaccinal sont faits par le Comité technique des vaccinations et le Haut Conseil de santé publique et InfoVac n'émet aucune recommandation collective », précisent les responsables de ce site. C'est exact. Mais les membres d'InfoVac sont-ils réellement étrangers aux recommandations émises par nos pouvoirs publics ? En consultant la liste des experts InfoVac, nous avons la surprise de trouver Daniel Floret, pédiatre et… président du Comité technique des vaccinations français (CTV) ! Sa mission : élaborer la stratégie vaccinale… Il conseille directement le ministère de la Santé dans ces choix. Dans sa déclaration d'intérêts de 2009[189], on apprend qu'il fut tantôt conseil ou intervenant pour Sanofi Pasteur, GSK ou le laboratoire Wyeth.

---

188. Informations disponibles sur le site de l'association Activ, qui a collaboré à la création d'Infovac.

189. Haut Conseil de la santé publique, Les déclarations publiques d'intérêts des membres du collège, des commissions et des comités techniques, période 2007-2008 CTV Déclaration du 2 février 2009.

À ses côtés, Robert Cohen, pédiatre infectiologue, mentionne quinze collaborations avec Wyeth et GSK notamment pour l'année 2007[190]. Il est par ailleurs membre de la commission d'autorisation de mise sur le marché des médicaments de l'Afssaps et fut mandaté comme expert dans le cadre d'un rapport sur les vaccinations pédiatriques pour la Haute Autorité de santé, en 2005. Il fait également partie du comité d'organisation de l'ESPID (Société européenne de pédiatrie des maladies infectieuses), financé par GSK, Sanofi Pasteur MSD, Novartis et Wyeth.

Emmanuel Grimprel, pédiatre, fait partie du comité technique des vaccinations. Il fut rémunéré comme « coordinateur essai vaccinal » par les laboratoires Wyeth et Aventis entre 2005 et 2007 et auditeur pour Sanofi Pasteur, GSK et Wyeth. Il est également membre de la commission d'autorisation de mise sur le marché de l'Afssaps.

Joël Gaudelus a fait partie du groupe infections sur le virus HPV jusqu'en 2008 pour GSK, et fut également rémunéré par Sanofi Pasteur, Wyeth et GSK comme intervenant au sujet du vaccin Infanrix Hexa. Il fait lui aussi partie du comité technique des vaccinations.

Le Dr Véronique Dufour intervint pour le compte de GSK à l'occasion du congrès de la Société européenne de pédiatrie des maladies infectieuses (ESPID) en 2008, et à l'occasion d'un symposium organisé par le laboratoire Wyeth. Elle fait elle aussi partie du comité technique des vaccinations.

190. Déclarations d'intérêts des membres des conseils, commissions et groupes de travail 2008, Afssaps.

En octobre 2009, le Dr Olivier Romain fut mandaté par GSK pour aborder la question de la vaccination des nourrissons contre la gastro-entérite à rotavirus [191].

Pierre Bégué fut ancien chef du service pédiatrique de l'hôpital Trousseau et n'exerce plus. Il fut président du comité technique des vaccinations pendant douze ans, jusqu'en 1997. Il est actuellement membre de l'Académie de médecine. En 2001, il a participé à des essais cliniques sur les vaccins pour SmithKline Beecham (aujourd'hui GSK), a collaboré à des livres sur les vaccins pour le compte du laboratoire en 1999. « Il fut également membre du conseil scientifique de Prévenir, cercle de la vaccination financé par Pasteur-Mérieux-MSD, président de la journée de vaccinologie de Pasteur-Mérieux-MSD au Medec 97, signataire d'éditoriaux, d'articles et animateur de table ronde dans le cahier publirédactionnel de SmithKline Beecham (aujourd'hui GSK) d'*Impact médecin* n° 366, sans oublier sa participation à des conférences de presse des laboratoires » ajoute Éric Giacometti dans son livre *La Santé publique en otage* [192].

Marie-Aliette Dommergues, pédiatre, est membre de la commission d'autorisation de mise sur le marché de l'Afssaps. En juin 2010, elle fut modératrice pour le symposium GlaxoSmithKline traitant des couvertures vaccinales en 2009, à l'occasion du Congrès des sociétés de pédiatrie.

---

191. « Quels sont aujourd'hui les enjeux de la vaccination des nourrissons contre la gastro-entérite à rotavirus ? », dossier de presse GSK, 1er octobre 2009.

192. GIACOMETTI (Éric), *La Santé publique en otage*, Albin Michel, 2000.

Catherine Weil-Olivier est membre du comité de lutte contre la grippe depuis 2008. Ce comité conseille le ministère de la Santé, notamment en matière de vaccination. En 2009, elle a été rémunérée par Sanofi, GSK et Roche. « Imaginez deux minutes que plusieurs experts aient été contre le principe de vaccination de masse dans les débats à huis clos. Cela voulait dire qu'ils allaient contre les intérêts de leur employeur, ce n'était pas une décision facile à prendre », constatait le sénateur divers gauche François Autain, médecin, dans un article relatif à la pandémie de grippe A, interrogé par le journaliste Marc Payet dans *Le Parisien*, le 26 janvier 2010.

Enfin, Nicole Guérin déclare en 2009, avoir été auditeur pour Wyeth, intervenante pour GSK, et la Fondation Mérieux. Pédiatre, elle est également coordinatrice du *Guide des vaccinations*, élaboré par le Comité technique des vaccinations (CTV) et la direction de la Santé. Le but de cet ouvrage est « d'aider tous les professionnels de santé à actualiser leurs connaissances dans le champ de la vaccination ». Dans le guide 2008, véritable bible, pour le public et les professionnels de santé, la seule référence donnée sur la myofasciite à macrophages est l'article de Claire-Anne Siegrist « Les adjuvants vaccinaux et la myofasciite à macrophages », paru en 2005 et expliquant que la lésion de la myofasciite à macrophages se résume à un tatouage vaccinal inerte.

Sur le site PubMed pourtant, qui recense toutes les parutions médicales, on compte au moins huit publications entre 2005 et 2008, démontrant, ou à tout le moins s'interrogeant, sur les effets délétères de l'aluminium[193]. Pourquoi n'en a-t-elle pas objectivement fait mention ?

Plusieurs experts d'InfoVac dispensent également des cours de vaccinologie (Advanced Vaccinology Course ADVAC), « destinés aux médecins, universitaires, hospitaliers, industriels, impliqués dans les secteurs décisionnels locaux, régionaux ou internationaux » pour le compte de la Fondation Mérieux, aux Pensières, à Annecy. « Des subventions d'éducation sans restriction sont accordées par l'industrie du vaccin », précise le

---

193. THEELER (B.J.), SIMPER (N.B.), NEY (J.P.), "Polyglandular Autoimmunity with Macrophagic Myofasciitis", in *Clinical Rheumatology*, 27(5), mai 2008, p. 667-669. Epub 8 janvier 2008 / GLYNN (F.), O'SULLIVAN (P.), "Vocal Fold Deposits in Macrophagic Myofasciitis", in *Ear, Nose, & Throat Journal*, 86(4), avril 2007, p. 238-239 / KALIL (R.K.), MONTEIRO (A. Jr), LIMA (M.I.), SILVEIRA (E.B.), FOLTRAN (F.S.), MARTINS (C.E.), RIZZO (I.M.), "Macrophagic Myofasciitis in Childhood: The Role of Scanning Electron Microscopy/Energy-Dispersive Spectroscopy for Diagnosis", in *Ultrastructural Pathology*, 31(1), janvier-février 2007, p. 45-50 / APPEL (S.), CHAPMAN (J.), SHOENFELD (Y.), "Infection and Vaccination in Chronic Fatigue Syndrome: Myth or Reality?", in *Autoimmunity*, 40(1), février 2007, p. 48-53. Review PMID : 17364497 / RYAN (A.M.), BERMINGHAM (N.), HARRINGTON (H.J.), KEOHANE (C.), "Atypical Presentation of Macrophagic Myofasciitis 10 Years Post Vaccination", in *Neuromuscular Disorders*, 16(12) décembre 2006, p. 867-869. Epub 26 septembre 2006 / GRUIS (K.L.), TEENER (J.W.), BLAIVAS (M.), "Pediatric Macrophagic Myofasciitis Associated with Motor Delay", in *Clinical Neuropathology*, 25(4), juillet-août 2006, p. 172-179 / AUTHIER (F.J.), SAUVAT (S.), CHRISTOV (C.), CHARIOT (P.), RAISBECK (G.), PORON (M.F.), YIOU (F.), GHERARDI (R.), "AlOH3-Adjuvanted Vaccine-Induced Macrophagic Myofasciitis in Rats Is Influenced by the Genetic Background", in *Neuromuscular Disorders*, 16(5), mai 2006, p. 347-352. Epub 17 avril 2006 / AUTRET-LECA (E.), BENSOUDA-GRIMALDI (L.), JONVILLE-BÉRA (A.P.), BEAU-SALINAS (F.), "Pharmacovigilance of Vaccines", in *Archives of Pediatrics*, 13(2), février 2006, p. 175-180. Epub 15 décembre 2005.

communiqué de la Fondation, à propos des partenaires financiers de l'Advac.

Bref, on retrouve ici, parmi les experts InfoVac, les principaux *leaders* d'opinion français en matière de politique vaccinale. Leur proximité avec les laboratoires pharmaceutiques met en doute l'objectivité de leurs expertises auprès des plus hautes sphères de décision de santé publique.

En 2007, InfoVac a encore fait des petits, un site a été créé en Hongrie et au Maroc.

En 2010, sur le site d'InfoVac-France, à la question « est-ce vrai que l'aluminium des vaccins prédispose aux allergies et aux maladies auto-immunes ? » La réponse est catégorique : « Non ». Parmi les études citées en référence, la plus récente date de 2004. Quid des travaux des Prs Vassilev, Relyveld, quid des dernières études faisant état de lien entre allergies et adjuvants aluminiques et enjoignant une réévaluation des adjuvants aluminiques ? Aucun de ces résultats n'est cité. Alors, objectif InfoVac ? Ou partisan du déni ?

Enfin, à la question d'une maman relatée dans le bulletin InfoVac-France de mars 2005 : « Existe-t-il une contre-indication aux vaccins contenant de l'aluminium chez une petite fille de 9 mois allergique aux protéines du lait de vache et dont le père aurait fait une myofasciite à macrophages ? » Les experts InfoVac répondent qu'« aucune autorité de santé n'a donc contre-indiqué de vaccin pour les patients avec une biopsie de MMF positive – et *a fortiori* pour leur famille ! Une fausse contre-indication vaccinale serait lourde de conséquences pour cette enfant, la grande majorité des vaccins des nourrissons (hexavalents, pentavalents, hépatite B, *haemophilus*, Prevenar®) utilisant l'aluminium comme adjuvant essentiel à leur efficacité. » Sandrine Guis et son équipe marseillaise ont pourtant mis en évidence, comme nous l'avons vu, une association entre MMF et l'allèle HLA DR1, indiquant très probablement une prédisposition génétique. « Le terrain HLA-DR1 [...] est peut-être également responsable des lésions de myofasciite à macrophages. Alternativement, la vaccination aluminique pourrait, par le biais d'une stimulation non spécifique d'un système immunitaire déjà orienté, favoriser l'apparition de maladies auto-immunes sur un terrain prédisposé », écrivait le Dr Guis en 2004[194]. Comment les experts d'InfoVac parviennent-ils à sélectionner l'information et à être aussi affirmatifs alors même que de fortes présomptions penchent en faveur d'une prédisposition génétique ? Quelles conséquences pour les enfants dont les parents ont été maintenus dans l'ignorance de ce risque ?

Vers un avenir sans aluminium ? Les malades portent plainte au pénal

À l'instar des victimes de l'amiante, les patients myofasciite à macrophages, las de ce combat « du pot de terre contre le coffre-fort », selon la formule de Patricia Baslé, ont décidé de porter plainte au pénal, en 2002. Si les lobbys parviennent à minorer l'affaire de l'aluminium, la justice, elle, pourrait la faire éclater au grand jour.

---

194. GUIS (Sandrine), ROUDIER (Jean), "Comments about The Editorial by Thomas Papo Entitled *Macrophagic Myofasciitis: focal or systemic?", in Revue du rhumatisme,* vol. LXXI, nº 3, mars 2004, p. 259.

« Nous sommes bien peu de choses au regard de ces grosses machines d'État. Nos seules armes, j'en ai conscience, sont la recherche et la justice, explique Patricia. Nous sommes quatre-vingt-dix malades à avoir porté plainte contre X au pénal pour "blessures involontaires ayant entraîné une incapacité totale de travail personnel de plus de trois mois par violation délibérée d'une obligation de sécurité ou exposition à un risque d'une particulière gravité". Nous avons besoin de réponse. On nous a volé notre vie. On ne peut pas rester attentistes. »

Le dossier est toujours instruit au pôle de santé publique par la juge Marie-Odile Bertella-Geffroy, également en charge des plaintes relatives au syndrome de la guerre du Golfe, et aux effets secondaires des vaccinations contre l'hépatite B [195].

Pour Me Gilbert Collard, qui représente les malades, l'affaire est entendue : « Le dossier myofasciite à macrophages (MFM) se situe, par sa gravité, dans la droite ligne du scandale du sang contaminé. Nous ne contestons pas les immenses bénéfices de la vaccination. Mais il est temps de faire la lumière sur cette maladie trop longtemps passée sous silence. Quitte à mettre en cause, si cela s'avère pertinent, aussi bien les fabricants

---

195. Les responsables de deux laboratoires (SmithKline Beecham, aujourd'hui GlaxoSmithKline et Aventis Pasteur, aujourd'hui Sanofi Pasteur MSD) ayant mis au point et commercialisé le vaccin contre l'hépatite B, ont d'ailleurs été mis en examen pour « tromperie sur les contrôles, les risques et les qualités substantielles d'un produit ayant eu pour conséquence de le rendre dangereux pour la santé de l'homme » en 2008. « Hépatite B : deux grands laboratoires mis en examen pour "tromperie aggravée », in *Libération,* le 1er décembre 2008.

que certains organismes de contrôle », déclarait l'avocat, lors d'une conférence de presse organisée fin juin 2002 [196]. « Il est évident qu'il ne faut pas arrêter les vaccinations, mais il faut en connaître les risques », ajoutait le Dr Michelle Coquet, du CHU de Bordeaux [197].

Le dossier « myo » a donc rejoint les énormes piles du bureau parisien de cette juge réputée pour sa pugnacité. Si l'instruction prend un temps abyssal, tous reconnaissent le travail de cette juge. Sans elle, de nombreux dossiers de santé publique n'auraient jamais émergé.

Mais les obstacles sont nombreux sur la route de la vérité :

> « Nous devons faire face à une opposition farouche du parquet. Pendant plus de deux ans, entre 2004 et 2006, le procureur de Paris a refusé d'informer les nouvelles plaintes des malades. Et aujourd'hui encore, le parquet bloque, dans des conditions parfaitement irrégulières puisque l'information pénale en cours se poursuit normalement, trois plaintes additionnelles de malades ayant une myofasciite à macrophages et une sclérose en plaques. Cette situation s'apparente à une forme insidieuse de déni de justice. C'est une position intolérable ! s'emporte Me Xavier Flécheux, qui conseille lui aussi de nombreux malades atteints de MFM. Le parquet, hermétique à l'évolution des connaissances, reste arc-bouté sur l'avis de l'Afssaps de 2004. Très clairement, il y a une volonté de ne pas laisser ce dossier prendre de l'ampleur ».

196. Louis (Cyrille), « Sécurité sanitaire : nouvelles plaintes contre l'aluminium des vaccins », in *Le Figaro*, 22 juin 2002.

197. AFP, 21 juin, « Une plainte met en cause les vaccins contenant de l'hydroxyde d'aluminium ».

À ces difficultés s'ajoutent le manque d'experts spécialisés et le manque de moyens octroyés au pôle de santé publique.

Néanmoins, aujourd'hui, l'iceberg se fissure autour de l'« innocuité » de l'aluminium. La Cour de cassation a d'ailleurs confirmé, dans son jugement du 10 décembre 2009, que la myofasciite à macrophages était bien une conséquence directe de la vaccination [198].

Si procès il y a, laboratoires et agences de santé publique devront alors donner la garantie qu'ils ignoraient ses dangers, en dépit des alertes émanant de la communauté scientifique.

> « À l'heure du bilan, gageons que devant la justice, ils seront reconnus responsables, faute d'être coupables. Dans d'autres affaires de santé publique – sang contaminé en tête, l'histoire a prouvé que le verdict favorise les adeptes du « pas vu, pas pris ! » […] Nous ne sommes pas anti-vaccins, nous voulons seulement que la vérité éclate. Que nos dirigeants contraignent les laboratoires à proposer des vaccins inoffensifs aux populations. Que cette maladie émergente devienne un souvenir prégnant des drames qu'occasionnent l'appât du gain et la précipitation à commercialiser et à vanter les mérites d'un

---

198. Pour Thierry Tauran, maître de conférence à Metz, cet arrêt atteste que « la vaccination contre l'hépatite B, imposée dans le cadre de l'emploi et ayant provoqué une altération de la santé du salarié peut être couverte au titre de la législation professionnelle. Il souligne qu'il est reconnu qu'une substance chimique peut avoir des conséquences tardives sur le corps humain. » (Note sous Cass. Civ., 2e, 10 décembre 2009, nº 08-20539) (J.C.P. Social, nº 7, 16 février 2010, p. 1075), in *Veille juridique sur les principales évolutions législatives, jurisprudentielles et doctrinales en droit de la santé*, nº 93, Institut Droit et Santé, université Paris-Descartes).

produit contenant un neurotoxique, explique Patricia Baslé. Je ne sais ce que me réserve encore l'avenir mais une question me hante : jusqu'à quand ces drames cachés vont-ils être ignorés par notre société au nom de la sacro-sainte balance bénéfice-risque ? »

Conclusion :

Personne n'est pressé de voir le lapin sortir du chapeau...

Évoquer un problème lié à un composant de vaccin suscite généralement des réactions passionnées. Si des voix s'élèvent contre, elles sont aussitôt taxées d'anti-vaccinalistes, de dangereux sectaires. Une façon aisée de couper l'herbe sous le pied des détracteurs ! Il est donc difficile aujourd'hui d'aborder sereinement les effets secondaires liés à leur utilisation. Avec les vaccins, on entre en religion : on est soit pour, soit contre. Pas de place à la demi-mesure. Pourtant, nombre de médecins et de chercheurs reconnaissent les bienfaits de la vaccination tout en osant enfin faire entendre leurs arguments contre l'aluminium. Encore faut-il qu'un public d'experts au sein des agences de santé publique, au sein des ministères veuille bien les entendre, sachant que l'industrie pharmaceutique et l'industrie de l'aluminium exercent un puissant *lobbying* auprès de nos institutions, nous l'avons vu.

« Les fabricants des adjuvants d'aluminium n'ignorent pas que ces problèmes existent même si, tout comme nous, ils ne savent pas pourquoi les réactions se produisent. Ils ne financent pourtant pas de recherche sur la sécurité des adjuvants d'aluminium, n'y étant pas obligés. Quel autre médicament n'a été soumis à aucune forme de contrôle de sécurité ? C'est assez incroyable, en fait ! Ceci constitue un aperçu important du pouvoir de l'industrie de l'aluminium au niveau mondial, encore une organisation qui arrive à vendre un produit sans jamais avoir à démontrer sa sécurité d'utilisation », explique Chris Exley, maître de conférences en chimie bio-inorganique à l'université de Keele, en Grande-Bretagne. « Le lecteur devrait simplement prendre le temps de réaliser qu'il convient de relier, sans équivoque, les implications de l'aluminium dans les maladies chroniques chez l'homme. En comparaison, les problèmes actuellement rencontrés par l'industrie du tabac seraient plus qu'insignifiants[199] ».

Les pressions économiques ont-elles ainsi suffi à balayer le problème de l'aluminium sous le tapis des salons des ministères successifs ? Qu'a-t-on fait du principe de précaution, pourtant brandi comme un trophée pendant la pandémie de grippe A ? Doit-on accepter les dommages collatéraux au nom de la balance bénéfice-risque ? Quand ces dommages touchent votre épouse, vos enfants, comment l'accepter, alors qu'il existe des solutions alternatives sûres, et sans danger ?

Mais admettre le danger relatif aux adjuvants à l'aluminium jetterait le trouble sur l'ensemble des vaccins, génèrerait un déficit de confiance au sein de la

199. Correspondance avec l'auteur.

population. Et le coût de cette opération serait sans conteste très élevé pour les laboratoires.

Aujourd'hui, au vu des informations connues, il est temps de réévaluer les dangers de l'exposition à l'aluminium présent dans l'eau, l'alimentation, les cosmétiques et les vaccins. Il est temps d'évaluer précisément les risques, en termes de santé publique, causés par sa toxicité : « Plusieurs adjuvants existent, selon qu'ils contiennent du mercure, de l'aluminium ou du squalène. L'utilisation de tels produits est critiquée par certains, qui craignent leur accumulation dans l'organisme. Les études réalisées jusqu'à présent sur leurs effets sont peu nombreuses. Or il serait important d'avoir des idées plus précises sur le niveau dangereux pour l'homme de la concentration de mercure, d'aluminium ou de squalène dans son organisme », déclaraient conjointement sénateurs et parlementaires en février 2010, dans un rapport sur la mutation des virus[200].

De belles et bonnes idées, mais où sont les moyens ? Combien de temps encore va-t-on se contenter de constater qu'il faudrait effectivement faire la lumière sur ce problème ?

Alors quoi, agences de santé publique et laboratoires ont-ils fait le pari que les chercheurs, faute de financements, allaient se décourager et laisser tomber

200. « Mutation des virus et gestion des pandémies, L'exemple du virus A(H1N1) », Office parlementaire d'évaluation, des choix scientifiques et technologiques, Rapport d'étape enregistré à la présidence du Sénat, le 19 février 2010.

ces investigations gênantes pour la commercialisation des vaccins contenant de l'aluminium ?

Parmi eux, effectivement, certains ont été contraints à l'abandon, soumis à une pression telle qu'ils n'ont eu d'autres choix que d'interrompre des travaux pourtant prometteurs. D'autres, fort structurellement, ont pu poursuivre leur travail en utilisant leur temps universitaire.

Si nous savons encore peu de choses sur les adjuvants aluminiques, les derniers travaux scientifiques sont suffisants pour exiger qu'une décision politique destinée à protéger les populations soit prise, en dépit des enjeux économiques majeurs pour l'industrie de l'aluminium et l'industrie pharmaceutique :

« La logique serait aujourd'hui de trouver des adjuvants alternatifs. Mais on sait que l'aspect économique entre en ligne de compte car les adjuvants permettent de faire baisser le coût de revient d'un vaccin. L'adjuvant a également un intérêt industriel dans des stratégies de fabrication de vaccins qui nécessitent de pouvoir servir un très grand nombre de personnes dans des temps assez courts, comme ce fut le cas pour la pandémie de grippe A. Mais il existe d'autres adjuvants ! Il faudrait maintenant penser à l'éviction des adjuvants aluminiques, en s'appuyant sur les nouveaux éléments mis en évidence par la communauté scientifique. Sachant que les enfants sont de plus en plus exposés à l'aluminium dans les vaccins, cette réflexion doit maintenant avoir lieu », défend le Pr Authier, de l'hôpital Henri-Mondor de Créteil.

Cette « bataille » risque de se régler dans le haut milieu de la finance, les arguments financiers étant l'une des principales causes du maintien de l'aluminium dans les vaccins. À moins que nos dirigeants ne craignent de remettre en cause la politique vaccinale mondiale en reconnaissant l'effet délétère de ce neurotoxique ? Mais le manque de transparence ne génère-t-il pas plus de doutes auprès des populations concernées ? Les événements relatifs à la pandémie de la grippe H1N1 [201] en sont une preuve criante, on a assisté à une crise de confiance à l'endroit des vaccins. Cette gestion de la politique de santé publique n'est donc pas payante.

À ce sujet, « nous avons constaté avec intérêt que l'adjuvant choisi pour les vaccins contre la grippe A [202], contrairement à ce qui avait été annoncé au début, n'a pas été l'hydroxyde d'aluminium et je crois que ce fut un choix judicieux », ironise le Pr Gherardi. En guise de réponse, Fabienne Bartoli, adjointe au directeur de l'Afssaps explique, que « l'OMS, dans le cadre des travaux réalisés sur la vaccination pandémique, a demandé aux industriels de rendre disponible un adjuvant issu d'une substance naturelle, avec moins d'effets théoriques de toxicité que ne pouvait le prévoir

---

201. Les fabricants de vaccins ont d'ailleurs réussi un joli tour de passe-passe lors de la « pandémie » de grippe A, en faisant signer aux gouvernements français et américain, notamment, une clause garantissant leur immunité en cas d'effets secondaires causés par les vaccins. Gageons que cette modalité, signée dans la précipitation, ne sera pas généralisée à l'ensemble des vaccins.

202. « L'adjuvant le plus classiquement utilisé est l'aluminium, en particulier dans les vaccins grippaux saisonniers », précisait l'Afssaps en 2009 (Pandémie grippale, Composition des vaccins, Afssaps, 2009).

l'aluminium. C'est la raison pour laquelle un travail a été fait sur les adjuvants de type squalène [203] »…

Curieux, non ?

203. Entretien avec l'auteur, le 22 juin 2010. À la question « pourquoi les femmes enceintes et les nourrissons n'ont-ils pas reçu de vaccins adjuvantés au squalène pendant la pandémie de grippe A ? », Fabienne Bartoli répond : « Le squalène était un nouvel adjuvant. Il n'a été testé que sur 8 000 personnes lors des essais cliniques. Dans ces essais, pour des raisons éthiques, il n'y a pas été possible d'inclure de femmes enceintes ou de nourrissons. Comme ces personnes ont un système immunitaire perturbé ou immature du fait de leur état, par mesure de précaution, le Haut Conseil de santé publique et le Comité technique de vaccination ont émis ces recommandations. Mais aujourd'hui, nous avons beaucoup de recul sur la vaccination avec les adjuvants de type squalène, car des centaines de milliers de femmes enceintes, voire des millions, ont en fait été vaccinées à travers le monde, et beaucoup d'enfants. Aucun effet secondaire majeur n'a été mis en évidence. On a donc aujourd'hui le recul que nous n'avions pas en septembre 2009 sur la bonne tolérance du squalène comme adjuvant. » Que faut-il retenir de cette réponse ? Les femmes enceintes et les nourrissons d'autres pays du monde ont-ils servi à tester ce nouvel adjuvant, sachant qu'aucune étude clinique n'avait évalué le risque pour cette population ? Chacun tirera de cette explication la morale qui lui convient…

ANNEXES

1 – Liste des vaccins sans aluminium

Des vaccins sans aluminium existent, il est bon de les connaître[204] afin de minimiser son exposition à l'aluminium, comme le préconise le pédiatre Robert Sears :

ACT-HIB®, – 10 mg/0,5 ml, poudre et solvant pour solution injectable en seringue préremplie – vaccin *haemophilus influenzae* type b (conjugué)	**Sanofi Pasteur**
AGRIPPAL®, – suspension injectable en seringue préremplie – vaccin grippal inactivé à antigènes de surface	**Novartis Vaccines and Diagnostics SRL**
CELVAPAN®, – suspension injectable. – vaccin grippal pandémique (H1N1)	**Baxter AG**
DUKORAL®, – suspension et granulés effervescents pour suspension buvable – vaccin du choléra (inactivé, buvable)	**SBL Vaccin AB**
FLUARIX®, – suspension injectable en seringue préremplie – vaccin grippal inactivé à virion fragmenté	**GlaxoSmithKline**

204. Source : Afssaps, *Répertoire des spécialités pharmaceutiques*, consulté en juin 2010.

FLUVIRINE®, – suspension injectable en seringue préremplie – vaccin grippal inactivé à antigènes de surface	**Evans Vaccine Ltd**
FOCETRIA®, – suspension injectable en récipient multidose – vaccin grippal pandémique	**Novartis Vaccines and Diagnostics SRL**
GRIPGUARD®, – suspension injectable en seringue préremplie – vaccin grippal inactivé à antigènes de surface avec adjuvant MF59C	**Novartis Vaccines and Diagnostics SRL**
IMMUGRIP®, – suspension injectable en seringue préremplie – vaccin grippal inactivé à virion fragmenté	**Pierre Fabre Médicament**
IMOVAX POLIO®, – suspension injectable en seringue préremplie – vaccin poliomyélitique (inactivé)	**Sanofi Pasteur**
INFLUVAC®, – suspension injectable en seringue préremplie – vaccin grippal inactivé à antigènes de surface	**Solvay Pharma**
M-M-RVAXPRO®, – poudre et solvant pour suspension injectable en seringue préremplie – vaccin rougeoleux, des oreillons, et rubéoleux (vivant)	**Sanofi Pasteur MSD SNC**
MENCEVAX®, – poudre et solvant pour solution injectable – vaccin méningococcique polyosidique des groupes A, C, Y et W135	**GlaxoSmithKline**
MUTAGRIP®, – suspension injectable en seringue préremplie – vaccin grippal inactivé à virion fragmenté	**Sanofi Pasteur MSD SNC**
PANDEMRIX® – suspension et émulsion pour émulsion injectable – vaccin grippal pandémique (H1N1)	**GlaxoSmith-Kline Biologicals SA**
PANENZA®, – suspension injectable en seringue préremplie – vaccin grippal pandémique (H1N1)	**Sanofi Pasteur**
PNEUMO 23®, – solution injectable en seringue préremplie – vaccin pneumococcique polyosidique	**Sanofi Pasteur**

PNEUMOVAX® – en flacon – vaccin pneumococcique polyosidique	**Sanofi Pasteur MSD SNC**
PREVIGRIP®, – suspension injectable en seringue préremplie – vaccin grippal inactivé à virion fragmenté	**Norvatis Vaccines and Diagnostics GmbH & Co KG**
PRIORIX®, – poudre et solvant pour solution injectable en seringue préremplie – vaccin rougeoleux, des oreillons et rubéoleux vivant	**GlaxoSmithKline**
RABIPUR®, – poudre et solvant pour solution injectable – vaccin rabique pour usage humain préparé sur cultures cellulaires	**Norvatis Vaccines and Diagnostics GmbH & Co KG**
ROTARIX®, – poudre et solvant pour suspension buvable – vaccin à rotavirus (vivant)	**GlaxoSmith-Kline Biologicals SA**
ROTATEQ®, – solution buvable – vaccin Rotavirus (vivant, oral)	**Sanofi Pasteur MSD SNC**
ROUVAX®, – poudre et solvant pour suspension injectable – vaccin vivant hyperatténué contre la rougeole	**Sanofi Pasteur**
RUDIVAX®, – poudre et solvant pour suspension injectable – vaccin rubéoleux atténué	
SPIROLEPT® – 200 millions U/ml, suspension injectable en seringue préremplie – vaccin leptospires inactivé	**Axcell biotechnologies**
STAMARIL®, – poudre et solvant pour suspension injectable en seringue préremplie – vaccin de la fièvre jaune (vivant)	**Sanofi Pasteur**
TETAGRIP®, – suspension injectable en seringue préremplie – vaccin tétanique et grippal inactivé à virion fragmenté	
TYPHERIX® – 25 mg/0,5 ml, solution injectable en seringue préremplie – vaccin typhoïdique polyosidique Vi	**GlaxoSmithKline**

TYPHIM Vi®, – solution injectable en seringue préremplie – vaccin typhoïdique polyosidique	**Sanofi Pasteur**
VACCIN BCG SSI®, – poudre et solvant pour suspension injectable – vaccin tuberculose	**Statens Serum Institut**
VACCIN MÉNINGOCOCCIQUE A+C POLYOSIDIQUE®, – poudre et solvant pour suspension injectable en seringue préremplie – vaccin méningite	**Sanofi Pasteur**
VARILRIX®, – poudre et solvant pour solution injectable en seringue préremplie – vaccin varicelleux vivant	**GlaxoSmithKline**
VARIVAX®, – poudre et solvant pour suspension injectable – vaccin varicelleux vivant	**Sanofi Pasteur MSD SNC**
VAXIGRIP®, – suspension injectable en seringue préremplie – vaccin grippal inactivé à virion fragmenté	**Sanofi Pasteur**

2 – Historique du phosphate de calcium

Aujourd'hui, on a parfaitement oublié cet adjuvant vaccinal, son histoire mérite pourtant d'être développée. L'adjuvant de phosphate de calcium a été mis au point par le Pr Edgar H. Relyveld dans les années cinquante à une époque où les vaccins pédiatriques, notamment, étaient fluides ou souvent non purifiés, provoquant fréquemment des réactions vaccinales.

Il travaillait alors à l'unité de l'Institut Pasteur[205], à Marnes-La-Coquette, spécialisée dans la purification des toxines bactériennes et la détermination de leurs

205. Laboratoire d'immuno-chimie du Pr M. Raynaud, annexe du service des anaérobies de l'Institut Pasteur de Paris, dirigé par le Dr A. R. Prévot. À ses côtés, travaillaient également les Prs J. Alouf, B. Bizzini, J.-C. Chermann et A. Turpin.

caractéristiques physico-chimiques, pour ensuite les transformer en anatoxines de vaccins simples ou combinés, et bien tolérées.

Son assistant, le Pr Ben Efraim[206], après son stage à Marnes, partit étudier dans le département de standardisation biologique du Dr D.A. Long, au Medical Research Council, à Mill Hill, en Angleterre. Le Pr Relyveld lui avait confié la préparation d'anatoxine diphtérique[207], adjuvé au phosphate de calcium, qu'il avait lui-même mis au point, pour le comparer aux autres vaccins diphtériques disponibles à cette époque.

En octobre 1956, les résultats des études réalisées dans ce laboratoire britannique ont été rapidement communiqués au Pr Raynaud, à l'Institut Pasteur, spécifiant que la préparation du Pr Relyveld avait des qualités exceptionnelles pour être utilisées comme vaccin contre la diphtérie. Ont alors débuté les études analytiques, toxico-pharmacologiques, et cliniques afin d'obtenir l'autorisation de mise sur le marché de cette nouvelle solution vaccinale.

Par la suite, le Dr Vassilev, a publié une étude mettant en évidence que les adjuvants aluminiques augmentaient les taux d'anticorps IgE, qui sont le support de réactions allergiques[208].

Ainsi, c'est sur la base d'arguments scientifiques que l'Institut Pasteur retira l'aluminium de la plupart de ces

---

206. De son vrai nom le Dr Davidovici. Il prendra par la suite le nom de Pr Shlomo Ben Efraim, à son arrivée en Israël, où il travailla au Département of Human Microbiology, à la Tel Aviv University.

207. Obtenue à partir de la toxine diphtérique cristallisée.

208. VASSILEV (T.L.), "Aluminium Phosphate but Not Calcium Phosphate Stimulates The Specific IgE Response in Guinea Pigs to Tetanus Toxoid", in *Allergy*, 33(3), juin 1978, p. 155-159.

vaccins et des injections de doses d'extraits allergéniques destinées aux personnes allergiques et généralisa l'usage du phosphate de calcium, dès 1972, dans ses produits. Pendant une dizaine d'années, des vaccins pédiatriques contre le tétanos, la diphtérie, la polio, la coqueluche (dits IPAD, Institut Pasteur Adsorbés), adjuvés au phosphate de calcium, furent commercialisés aussi bien en France, qu'en Grèce, en Israël et en Afrique. Et ceux-ci se sont révélés sans effets secondaires néfastes : « La tolérance a été excellente et aucune réaction locale, ni générale n'a été observée [209] », écrivit le Pr Sureau en 1977. Ces vaccins ont d'ailleurs fait l'objet de plusieurs publications (Institut Pasteur, Centre international de l'enfance...), et d'une présentation à l'Académie nationale de médecine par le Pr Robert Debré, en 1972 [210], citant les qualités exceptionnelles de ce produit. De plus, la thèse du Dr Catherine Goujon, en 1978, [211] a mis en évidence que le phosphate de calcium présentait de nombreux avantages, entre autres celui de pouvoir vacciner des sujets allergiques [212].

---

209. SUREAU (P.), FABRE (J.), BEDAYA N'GARO (S.), COME BUTOR (S.), POULOUGOU (M.M), RELYVELD (E.H.), « Vaccination simultanée de nourrissons en milieu tropical contre le tétanos et la poliomyélite », in *Bulletin de l'Organisation mondiale de la santé,* 55(6),1977, p. 739-746.

210. *Bulletin de l'Académie nationale de médecine,* tome CLVI, nº 19, séance du 20 juin 1972, p. 583-591.

211. GOUJON (Catherine), *Les Vaccinations chez l'enfant allergique,* thèse soutenue à la faculté de médecine de Clermont I, le 4 décembre 1978.

212. À lire par ailleurs, le remarquable livre, d'Anne-Marie MOULIN, *L'Aventure de la vaccination,* Éd. Fayard, 1996 ainsi qu'une publication du Pr Edgar H. RELYVELD, "A History of Toxoids", in *Vaccinia,*

L'utilisation de cet adjuvant est toujours autorisée par l'OMS.

3 – Alimentation, cosmétiques, médicaments : quels produits sont à risque ?

Voici ici une synthèse non exhaustive de notre exposition à l'aluminium, et plus précisément aux sels d'aluminium. Attention, tous les produits cités ne contiennent pas nécessairement de sels d'aluminium, mais sont susceptibles d'en contenir. Il faut pour cela se référer aux étiquettes ou notices des produits.

L'alimentation [213]

« La plupart des denrées alimentaires non transformées contiennent habituellement moins de 5 mg d'aluminium/kg. Des concentrations plus élevées (taux moyens de 5 à 10 mg/kg) ont souvent été observées dans :

– les pains ;

– les gâteaux et pâtisseries (les taux les plus élevés se rencontrant dans les biscuits) ;

Vaccination and Vaccinology : Jenner, Pasteur and Their Successors, Elsevier Science Ltd, 1996.

213. Toutes les données présentées sont issues des études de l'agence européenne de la sécurité des aliments. Les phrases citées sont tirées du résumé relatif à la *Sécurité de l'aluminium de source alimentaire. Avis du groupe scientifique sur les additifs alimentaires, les arômes, les auxiliaires technologiques et les matériaux en contact avec les aliments (AFC)*, adopté le 22 mai 2008. Vous pouvez retrouver toutes les synthèses et études concernant l'aluminium dans l'alimentation sur le site de l'EFSA : http://www.efsa.europa.eu.

– certains légumes (les champignons, les épinards, les radis, la bette, la laitue et la doucette présentant les taux les plus élevés) ;

– les fruits glacés ;

– les produits laitiers (dont les préparations pour nourrissons à base de lait et de lait de soja) ;

– les saucisses ;

– les abats ;

– les coquillages ;

– les aliments riches en sucre ;

– les préparations à cuire au four ;

– et une majorité de produits farineux et de farines.

Les feuilles de thé, les herbes, le cacao et les produits à base de cacao, ainsi que les épices constituent un groupe de denrées alimentaires à très fortes concentrations moyennes en aluminium. »

« Dans les conditions normales et habituelles, la contribution de la migration à partir de matériaux en contact avec les aliments ne représenterait qu'une faible fraction de l'apport alimentaire total. Toutefois, le groupe scientifique a constaté qu'en présence d'acides et de sels, l'utilisation de casseroles et de saladiers en aluminium et de papier d'aluminium ménager pour des aliments comme la compote de pommes, la rhubarbe, la purée de tomates ou les harengs salés, pourrait entraîner une augmentation des concentrations en aluminium dans ces aliments. L'utilisation de récipients et de plateaux en aluminium pour les plats cuisinés et de restauration rapide pourrait accroître modérément les concentrations en aluminium, en particulier dans les aliments. »

« L'exposition alimentaire journalière à l'aluminium, estimée pour la population générale et évaluée dans plusieurs pays européens, variait de 0,2 à 1,5 mg/kg de poids corporel/semaine en moyenne et pouvait atteindre 2,3 mg/kg de poids corporel/semaine chez les gros consommateurs exposés.

La DHT [dose hebdomadaire tolérable] de 1 mg/kg de poids corporel/semaine est donc probablement dépassée dans une proportion significative de la population européenne. Les céréales et les produits à base de céréales, les légumes, les boissons et certaines préparations pour nourrissons s'avèrent apporter la plus grande contribution à l'exposition alimentaire à l'aluminium.

En raison de la conception des études des régimes alimentaires chez l'homme et des méthodes analytiques utilisées, qui ne déterminent que la teneur totale en aluminium des aliments et non celle des espèces ou composés aluminiques présents, il est impossible de tirer une conclusion quant aux sources spécifiques contribuant à la teneur en aluminium d'un aliment particulier, comme la quantité présente de façon inhérente, les contributions de l'utilisation d'additifs alimentaires et les quantités libérées dans les aliments au cours de leur transformation et de leur conservation par le papier d'aluminium, les récipients ou ustensiles contenant de l'aluminium. Il est donc impossible d'établir une répartition détaillée par exposition. »

Les cosmétiques

Les produits cités ne contiennent pas nécessairement de l'aluminium, cela dépend des marques. Il est donc indispensable de se référer aux étiquettes des produits :

– rouge à lèvres ;
– fond de teint ;
– produits de soin du visage (type *peeling*) ;
– produits de soin du corps ;
– produits de démaquillage ;
– crème solaire ;
– déodorant antiperspirant ;
– déodorant à la pierre d'alun (sulfate double d'aluminium et de potassium) ;
– vernis à ongles ;
– dentifrice.

Les médicaments [214]

En plus des vaccins, il existe de nombreux médicaments contenant des sels d'aluminium. Voici les différentes familles dans lesquelles on peut les retrouver. Pour savoir exactement quels produits en contiennent, il faut lire attentivement la notice :

– pansements gastriques ou antiacides ;
– crème antiacnéique (seulement deux marques élaborant ce type de produits sont en fait concernées) ;
– antibiotique ;
– adjuvants des vaccins ;
– antihistaminique...

214. Pour retrouver la liste des médicaments contenant de l'aluminium, consulter le site www.vidal.fr, la référence sur les produits de santé.

Bibliographie

Aschieri (André), *Silence, on intoxique*, La Découverte, 2005.

Bail (Jean-Noël), Le Pen (Claude), Monteyne (Philippe), Lanoé (Jean-Louis), Boccoz (Michèle), Besson (Bernard), Lancry (Jean-Pierre), Bricaire (François), Carrat (Fabrice), Guerrier (Marc), *Vaccination : enjeux de santé publique et perspectives économiques*, John Libbey Eurotext, 2008.

Bertrand (Jean-Jacques), Saliou (Pierre Pr) avec la collaboration de Seytre (Bernard), *Les Sentinelles de la vie, Le monde des vaccins/Sommes-nous prêts à vacciner la planète ?*, Albin Michel, 2006.

Exley (Christopher), “Aluminium and Medicine”, in *Molecular and Supramolecular Bioinorganic Chemistry*, Nova Science Publishers, 2008, p. 45-68.

Georget (Michel), *Vaccinations-Les vérités indésirables*, Dangles, 2009.

Giacometti (Éric), *La Santé publique en otage*, Albin Michel, 2001.

Lauwerys (Robert R.), Haufroid (Vincent), Hoet (Perrine), Lison (Dominique), *Toxicologie industrielle et intoxications professionnelles*, Masson, 2007.

Moulin (Anne-Marie), *L'Aventure de la vaccination*, Fayard, 1996.

PILETTE (Jean), *Aluminium et vaccins*, 2008, disponible sur Internet.

THÉBAUD-MONY (Anne), *Travailler peut nuire à votre santé*, La Découverte, 2007.

SEARS (Robert W.), MD, FAAP, *The Vaccine Book, Making the Right Decision for Your Child* (version américaine uniquement), Little Brown and Company, 2007.

BOURDON (Raymond), « Aluminium : pathologie, biochimie, exploration », in *Cahiers de toxicologie clinique et expérimentale n° 1*, Éd. Lacassagne, 1986.

Études

Examen de l'exposition par voie alimentaire à l'aluminium réalisé par le ministère fédéral Santé Canada, 2008, disponible en ligne sur http://www.hc-sc.gc.ca/fn-an/securit/addit/aluminum-fra.php.

Cancer et environnement, expertise collective, Inserm, Afsset, 2008, disponible en ligne http://www.inserm.fr/index.php/thematiques/cancer/dossiers/cancers-et-environnement.

GOURIER-FRÉRY (Claire), FRÉRY (Nadine), BERR Claudine, CORDIER (Sylvaine), GARNIER (Robert), ISNARD (Hubert), RAVAULT (Coralie), RENAUDEAU (Claude), *Aluminium : quels risques pour la santé ?*, Synthèse des études épidémiologiques, expertise collective InVS-Afssa-Afssaps 2003, disponible en ligne sur http://www.invs.sante.fr/publications/2003/aluminium_2003/rapport_alu.pdf.

Étude épidémiologique exploratoire de la myofasciite à macrophages – Rapport d'étude, Afssaps, disponible en ligne sur le site de l'Afssaps, http://www.afssaps.fr.

Sécurité de l'aluminium de source alimentaire – Avis du groupe scientifique sur les additifs alimentaires, les arômes, les auxiliaires technologiques et les matériaux en contact avec les aliments (AFC), disponible en ligne sur le site de l'Autorité européenne de sécurité des aliments (EFSA) http://www.efsa.europa.eu.

Documentaires

Silence... on vaccine, un film de Lina B. Moreco, production : Office national du film du Canada. Achat du DVD en version française sur www.onf.ca/boutique. De nombreuses informations sur les vaccins figurent sur le site de la journaliste : http://linabmoreco.wordpress.com.

Du poison dans l'eau du robinet, un documentaire réalisé par Sophie Le Gall, produit par Ligne de Mire, avec la participation de France Télévisions. Diffusé sur France 3 le 17 mai 2010. Pour le visionner, connectez-vous sur http://www.ligne-de-mire.fr.

Remerciements

À François, mon époux, et mes enfants, qui ont vécu pendant plus d'un an aux côtés de l'aluminium ! Un grand merci pour leur amour et leur soutien sans faille.

À ma famille et mes amis, pour ces moments partagés.

À Patricia Baslé pour son engagement et sa confiance.

Aux malades qui m'ont ouvert leurs portes.

À Jacqueline, pour tout ce temps consacré aux traductions et à Marie.

Aux Prs Authier, Chérin, Exley, Gherardi, Relyveld et Shaw notamment pour leur disponibilité, leur pugnacité, la qualité et la pertinence de leurs travaux.

Aux différents docteurs et pédiatres rencontrés au cours de cette enquête, pour leurs éclairages avisés.

Au Dr Éric L., qui m'aida à « garder le cap ».

À Caro et Gilles, pour leurs précieux conseils.

À mon amie Steph', partie trop vite pendant l'écriture de ces lignes.

Table des matières

Composition et mise en pages : FACOMPO, LISIEUX

Achevé d'imprimer en juillet 2012 par EMD S.A.S. – 53110 Lassay-les-Châteaux
N° d'impression : 26997 – Dépôt légal : août 2012

Imprimé en France